APPROACHING

ADHD

走近
多动症

雅弗◎著

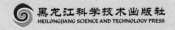

黑龙江科学技术出版社
HEILONGJIANG SCIENCE AND TECHNOLOGY PRESS

图书在版编目（C I P）数据

走近多动症 / 雅弗著 . -- 哈尔滨：黑龙江科学技
术出版社, 2024.1

ISBN 978-7-5719-1851-4

Ⅰ . ①走… Ⅱ . ①雅… Ⅲ . ①儿童多动症 - 家庭教育
Ⅳ . ① R748 ② G78

中国国家版本馆 CIP 数据核字 (2023) 第 049187 号

走近多动症
ZOUJIN DUODONGZHENG

雅弗 著

责任编辑 焦　琰 王　姝
版式设计 孔　璐
出　　版 黑龙江科学技术出版社
　　　　　地址：哈尔滨市南岗区公安街 70-2 号 邮编：150007
　　　　　电话：（0451）53642106 传真：（0451）53642143
　　　　　网址：www.lkcbs.cn
发　　行 全国新华书店
印　　刷 哈尔滨市石桥印务有限公司
开　　本 880 mm × 1230 mm 1/32
印　　张 8.875
字　　数 210 千字
版　　次 2024 年 1 月第 1 版
印　　次 2024 年 1 月第 1 次印刷
书　　号 ISBN 978-7-5719-1851-4
定　　价 58.00 元

　　我身处美国，从 2019 年起，同中国家庭开始了远程对接，迄今已经接触了 100 多个家庭。在每个家庭身上，我平均花费 5~10 个小时，基本流程首先是间接评估，比如由家长填写问卷，视频观察（很多是按照我的要求来录制的），等我有了基本判断之后，我会约家庭视频或者通话，进行有针对性的行为解读，给予初步评估参考意见，以及分享实用的有机干预策略。对这些家庭，我怀着共同探讨的态度，从未收取过任何费用，因为他们的信任和坦诚分享，我才对中国"特殊"家庭有了了解，这是金钱所不能衡量的价值。

　　后来，我不满足于远程辅导，直接观察孩子才是最有效最可靠的评估，于是趁着 2021 年的暑假，我回国并安排出来 1 个月的时间，接待了几十个家庭的问诊。每个家庭在预约的时候，我收取了人民币 200 元的费用（这也是全部的费用），旨在约束他们占用了预约的窗口后，不再随意取消。每个孩子，我都会和他平均互动 2~3 个小时。

　　特别值得说明的是，身为美国的 BACB（Behavior Analyst Certification Board，行为分析师认证委员会）注册行为师，又有雇主的情况下，我是不被允许独立给出测评意见的，更不能为孩子设计

1

行为干预方案，因此，我的问诊给出的是我个人的参考意见和我认为简单实用的干预方向和内容。更重要的是，我希望自己的耐心解读和经验分享，可以帮助家长更好地了解自己的孩子，抚慰家长焦虑的心，给他们信心，让他们在对孩子的教育过程中多些耐心和宽容。

在该书中，我分享了面诊时使用的几个小问卷，也许有人会质疑，就凭这类简单的问卷，你就敢给出参考意见？是的，ADHD（attention deficit hyperactivity disorder，注意缺陷多动障碍）的评估流程可以很烦琐，包括但不限于和家长及老师的面谈，对孩子的直接观察，对认知功能的测试（如 WISC），对学业成绩的评估（如 WIAT），对注意力的评估（如 Conners），对执行功能的评估（如 BRIEF），等等，而家长可能拿到几十页的报告，但关键在于评估的目的是什么？家长和孩子是否得到了他们渴望的答案和帮助？在我的实际工作中，我曾几次遇到家长拿着孩子的五十几分或者六十几分的韦氏智力测试报告，绝望地问我："我的孩子真的是智力低下吗？"我常常反问："别管报告，你觉得孩子傻吗？"我举这个例子是想说明两点：一是，各类测试可以做，但如果测试结果缺少了专业的解读，它可能有害无益。二是，面对测试结果，无论来自于谁的"专业"看法，家长们都应保持理性和独立的判断力，要相信你们的直觉和常识。简单说，测试结果不总是可信的，就像我们考试的成绩水平不总是稳定的一样。其实，基于所谓典型人群而设计出来的评估工具，使用在所谓的特殊人群身上难免出现偏差。还有一点更为重要，我喜欢一遍遍地对家长说，看待孩子，不能一眼看"死"，要用发展的眼光看待他们，孩子每天都在成长和变化。

向我咨询过的家庭，也许无法带着我的参考意见去为孩子争取特殊教育的福利，但我为国内家庭所做的工作的意义在于我花了大量的时间对这些孩子面临的挑战进行了认真而详细的解读，希望我的工作能够有助于家长和老师理解孩子、帮助孩子、相信孩子，给他们足够的时间来成长。这在我有限的能力范围之内至少解决了部分家长的困惑和孩子的"燃眉之急"。

正是 2021 年那个暑假，在面诊了几十个家庭（症状以 ADHD 和阅读障碍症为主），并决定回美国之后，我将自己的所见所闻所感写了下来。出于对家庭隐私的保护，我均使用了匿名，并对人物故事进行了组合和改编，希望以故事为载体，将 ADHD 有关知识传播出去，哪怕能为一小部分家长和老师带来一点点的益处或是抚慰，这份工作就有意义。我在特殊教育领域，在基于大脑科学的相关学习和实践中，最深的领悟就是：每个人的大脑都似一枚独一无二的小宇宙。它极其丰富而复杂，不可预测，且潜力无限。对于任何一个孩子呈现出来的任何问题，在不伤害他的自信心和自尊心的情况下，家长和老师都要有针对性地识别和辅助，切不可在教育过程中将一个丰富蓬勃的生命给压制，甚至破坏掉。

非常值得一提的是，中央美术学院毕业的职业画家刘治老师全程参与了我的暑期咨询。我们让每个孩子留下了即兴画作，再结合我们对 ADHD 和阅读障碍症的认知，我们发现了艺术与不同症状之间的一些有趣的关联性，这些在本书中多处有讨论到。如果该书中提及的艺术关联性，之后对行业内 ADHD 的相关研究有任何启发或者促进作用的话，该功劳归属刘治老师。他曾对每一个孩子的画作的落笔、结构设计、线条、创意、色彩运用等都用心地做了解读，大大地增加了我对初步评估意见的信心，在此，我深深地表达对他的感激之情。

我无法用言语来感谢我的父母。2021年那个暑假，在我圆满地完成了上海和北京两地的面诊之后，我回老家看望父母的计划因疫情而被迫取消，随后我就飞回了美国。我的内心对父母有着深深的愧疚，自从上了大学之后，我就不能够常伴父母左右，甚至不能常常跟父母电话聊天，但是我知道，他们爱我、理解我。我的一路向前奔跑的性格，源于他们，我的成长也有他们的一路助力。

我还要感谢我的一双儿女——马克和萝拉。如今，他们都已成年，却从未让我感觉到自己的衰老。他们时常用各种赞美反哺着我，激励我去随心所欲地做事情。

最后，我要感谢一直有形无形地陪伴着我的两位兄长：姜跃平和李东。二十几年来，在我的精神世界和实际生活中，他们始终默默地守望，随时伸出援手。

我深深地懂得自己在特殊教育领域内资历尚浅，文中涉及的知识和看法定有不足之处，希望读者提出批评和指正的意见，我也会努力继续写下去。

雅弗

这是本什么样的书?

本书不是 ADHD 的指南或者教科书,更不是百科全书。它是我在学习了理论知识,并通过一定的实践积累之后,做出的分享。在把它们整理出来的过程中,我又进一步做了理论加工。

我知道会有人希望它是一本指南书。我是这样想的,国内外并不缺乏关于 ADHD 的理论书籍,与 ADHD 相关的知识,网络上都能搜索到。每年关于 ADHD 的学术文章,国内外加在一起得超过 1000篇。但是我想关注的是人,是孩子。也许,有的孩子只有单一病症——ADHD,甚至只有 ADHD 症状中的单一表现,比如多动,但是在我的实际工作经历中,每个孩子都是一个非常丰富而独立的个体,我们很难用一个标签去将他所有的特点解释出来。简单的标签,对于干预的制订和实施是危险的。因此,再完整详细的理论,落实到某一个孩子头上,非专业的家长能够理解和受益的部分都很有限,反而在纷繁复杂的信息中,徒增了困惑和恐惧。

我再换个角度说明一下这本书的初衷。我现在从事的是自闭症干预工作。我的学生中高比例共患 ADHD。我们在为孩子制订干预计划的时候，不会考虑孩子的标签中都有什么，也不会按照标签来制订干预计划。我们会把孩子当作一个独立的整体，根据他的年龄、全套能力、学习能力，以及环境需要的技能等，来制订循序渐进的干预计划，其中干预内容肯定需要进行排序，毕竟孩子的生活内容中，除了学习，还要有个人享受的时间和空间。

这本书的写作脉络，可以通过 ADHD 与阅读障碍症共患篇里的第 1 章来稍作解释。我们通过与一个比较典型的 ADHD 小孩的对话和与其父母的聊天，一点点地顺藤摸瓜，摸出了阅读障碍症，摸出了潜在的校园霸凌，摸出了可能来自父亲的遗传，等等。在一幕幕的情景展示过程中，我们讨论了 ADHD 是如何被定义的，阅读障碍症是怎么回事，如何区分 ADHD 和阅读障碍症，如何自我管理和冲动控制，如何将亲子关系带到一个更为平等、互相理解的层面上去。

所以，我写了这本书，希望它能够方便父母阅读，并在别人的案例中得到一些教育上的启发，批判性地吸收于己有用的信息，而我希望此书还能够抚慰到 ADHD 孩子及对他非常重要的父母和老师，让他们知道"一枚硬币有两面"，还有"世界因不同而更精彩"。

ADHD 在我的特殊教育硕士课程中没有被单独列为一门课，它在作为其他病症的共患病时被经常讨论到。ADHD 比起自闭症和阅读障碍症，似乎简单易懂很多，然而它有其特殊的难点，尤其在很多方面有自相矛盾的特点：它既是一种病症，但又不能算作"病"。ADHD 儿童看上去聪明伶俐，却又惹是生非。他们可能具备着超强的解决问题能力，却又不能单独完成一件小任务。ADHD 有药可吃，但是吃的药并不是治疗类药物，反而是饱受争议的兴奋剂类药物。ADHD 儿童以接近 10% 的比例，活跃在智力相等的同龄人当中，属于最不讨喜的学生类型。他们的表现不但影响学业、社交、行为，重要的是长期饱受负面反馈，他们的自尊心和自信心受到了严重损伤。

ADHD 的评估手段完全主观，因此误诊漏诊概率较大。它有时与自闭症像孪生兄弟，和阅读障碍症也有很多模糊相似之处，它又常共患各种各样的精神障碍，如焦虑、抑郁、行为障碍等，这些都使 ADHD 的诊断和干预变得极为复杂。

因此，本书没有按照一般学术书籍的脉络去写，我把它分成了五个篇章。每个篇章的题目下面有每章的内容摘要，这里不赘述。希望家长们在阅读本书的时候，不要对号入座，不要急于找快捷有效的干预方法，而要在阅读别人家孩子的故事的时候，看到每个鲜活可爱的生命各有各的优势，各有各的挑战，也各有各的精彩，你的孩子也是一样独一无二的。

养育没有一招制胜的方法，最持续有效的方法是家长在陪伴孩子成长的同时，不断寻求自我成长，让自己的这块土壤越来越有营养，才能满足来自于孩子千变万化的成长需求。所以希望家长或者老师阅读了这本书之后，会在自己的心中找到想要的答案。

因为才疏学浅，书中难免有疏漏或者短浅之处，还望谅解。不求全满意，只求半称心。

目录

ADHD

评估与诊断篇

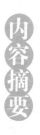

内容摘要

该部分收录了5章内容。

第1章讲述了一个孩子拿到了ADHD的诊断，但是经过问卷填写、与父母的访谈、对孩子的直接观察，还有对孩子画作和作业等的分析，孩子的ADHD诊断可能被推翻的案例。该章对导致孩子拿到ADHD诊断的一次偶发性行为事件进行了分析，父母被建议转向关注孩子的强迫症行为以及身心健康。关键词条：ADHD的平均诊断年龄，三种类型，具体症状描述，评估流程和诊断手段；强迫症（OCD）的定义，症状表现，治疗方法；ADHD与SPD(感统处理障碍)的区别，感统训练的利弊。

第2章集中讨论了如何对待ADHD轻症或者只有ADHD症状表现的儿童。作者阐述了重在关注ADHD行为而轻ADHD标签的观点。关键词条：ASD（自闭症谱系障碍）与ADHD的关系，遗传概率和共患概率；ADHD的绘画特点，克服粗心，家长辅导作业，运动。

第 3 章介绍了一个典型 ADHD 女孩的案例，讨论了 ADHD 男孩和女孩在平均诊断年龄和症状表现等方面的区别，ADHD 女孩在成长过程中面临的四重捆绑，常见的共患精神障碍，以及父母如何应对青春期女孩的挑战等。关键词条：女孩发病率，精神健康隐患，社交挑战，常见共患精神障碍，ADHD 治疗方法，非药物干预方向，青春期女孩穿着及妆容。

第 4 章介绍了一位典型的 ADHD 成人女性，讲述了她在工作中和婚姻中遇到的挑战。该章讨论了 ADHD 成人的症状表现，遗传因素，常见的冲动控制问题，对日常生活的影响，与配偶的常见摩擦，家务能力，日常沟通挑战，脑子里的活动描述，以及 ADHD 成人的优势及适合的工作类型。关键词条：ADHD 成人，"聪明药"，适合工作类型，婚姻。

第 5 章介绍了 ADHD 评估流程中通常包含的智力测试内容，测试的用途，对测试分数的解读，以及低测试分数不代表智力水平低下等。本章还讨论了智力测试工具的局限性和对适应性行为评估的重要性。关键词条：韦氏儿童智力测试，智商分数，比奈测试，瑞文智力测试，TONI 测试，智力障碍的定义、成因、症状和具体表现，诊断标准，适应性行为。

第1章

错误的 ADHD 标签

阿超的妈妈在预约的时候，想咨询的是孩子要不要服 ADHD 药物的问题。我见了孩子后，最终和阿超的父母探讨的是，孩子是不是 ADHD 的问题。

阿超是学霸，现在上小学五年级。他的父母对阿超的学习重视程度，可以从对阿超的学习成绩的描述中看出来：阿超在非文字类的学习能力方面，是 99.99%；在文字类的学习能力方面，是 80% 左右。进一步解释就是，数学和计算机拔尖，语文稍微落后。

家里和学校从来没有怀疑过阿超有 ADHD，直到这个学期，阿超在课堂上出现了一次令老师震惊的捣乱行为。他忽然站起来，狠狠地推了一位同学，导致对方跌落课椅，磕到了头部。校长找到了阿超的父母，要求他们带阿超去指定的机构做行为测试。

于是，阿超拿到了 ADHD 的评估结果，医生还给他开了专注达。阿超服药两周后，因反应大而停药。阿超的父母不敢和学校说停药的事情，阿超也没有再发生过类似的不良行为，但是阿超的父母还是担心不吃药的阿超万一再发生严重的不良行为的话，恐怕就会被退学了。

我开始和阿超聊天。

阿超自述学校里的课程设置有语文、数学、外语、科学、跳舞、戏剧、美术、音乐、游泳、体育、电脑、道德与法治等。此外，还有班会。上学期的英语课程有些坎坷，不知什么原因，老师先后换了5个，老师们在教学方面没有衔接得很好，所以他的英语成绩并不理想。阿超在描述这些事情的时候，表达非常清晰，用词准确而简洁。

阿超有个2岁的小妹妹。我问他："妹妹平时会打扰你吗？"他想了想说："有时候很烦人，但是妹妹毕竟年龄还小嘛。"

阿超说自己学习新东西的速度很快。小时候乐高搭得很厉害，幼儿园里的老师常常为之惊叹。5分钟学会了骑自行车，3天学会滑滑板，1天学会蛙泳，第2天自己学会仰泳。钢琴弹得很好，玩过吉他，打过鼓，弹过尤克里里，吹过笛子，在乐器方面上手很快。

"饮食方面怎么样？"阿超的对话能力，使得我讲话时都将他当作成年人来对待了。"还好。我基本上什么都能吃。哦，我对螨虫和猫毛过敏，小时候有过敏性鼻炎，但是现在几乎没有了。"

"睡眠呢？"

我终于问到了阿超"不太擅长"的领域了。阿超的睡眠很浅，做梦很多，经常中途醒来便不能再入睡。阿超至今害怕一个人睡。他觉得自己的睡眠障碍是五年级换了新学校之后开始出现的，但是阿超的妈妈补充说，应该是小学三年级就开始了，阿超从那时起就不敢一个人睡，总说房间里有东西、有影子。

"我经常早醒。今早我是5：25醒的。"阿超如此清晰而详细的描述令找印象深刻。

走近多动症

　　我让阿超的父母填写 ADHD 和阅读障碍症的问卷，同时让阿超在我的大画本上随便画一幅画。阿超一落笔，我便看出了他的整体规划意识，整个画面布局合理，非常工整，完全不似典型的 ADHD 人群作画。我赞美了阿超的这幅画。阿超的妈妈赶紧从手机里找出来阿超得奖的一幅作品，那是一幅很"震撼"的油画，画面是红色油彩打底，不同状态下的三角形用圆点装饰，看完细节再看整个画面，它们排列有序并有特殊的规则，这幅油画有着难以言表的丰富画面，阿超的空间想象力令我赞叹。

　　我又看了孩子带来的一些作业本，孩子的字迹工整、页面干净。阿超的爸爸说阿超很爱收集东西，但是每样东西都摆放得很好。他不是个丢三落四的孩子，反而会提醒家人把包带好。

　　阿超父母填写的 ADHD 简易问卷是这样的：

注意力方面	经常是	偶尔是	基本不
经常犯粗心大意的错误或者忽视细节		√	
难以紧跟特定的任务或活动			√
别人和他说话时似乎没在听			√
无法完成任务或者遵循指示			√
组织能力差			√
规避或者不喜欢长期任务		√	
经常会丢失重要物品 （钱包、学校资料等）			√
容易分心		√	

续表

注意力方面	经常是	偶尔是	基本不
经常健忘		√	
多动 / 冲动方面	经常是	偶尔是	基本不
经常烦躁或身体扭动			√
无视让他坐着或待在一个地方的指示			√
在不适合移动的场景下移动或不安分			√
无法安静地参加休闲活动			√
说话过多		√	
别人问题还没问完就说出答案		√	
等不及轮到自己才做事或者说话		√	
经常打断或干扰别人的对话			√

　　问卷中的症状是美国的 DSM-5（美国精神病学协会《精神疾病诊断与统计手册》第五版）针对 ADHD 给出的诊断标准。要诊断儿童为 ADHD，儿童必须具备至少 6 种注意力不集中、多动冲动，或者两者兼有的症状。此外，这些症状必须存在至少 6 个月，必须在 12 岁之前出现，并在两个或者多个环境（例如家庭、学校 / 工作或者社交环境）中造成严重的障碍或者困难。

　　这里值得说明的一点是，DSM-5 在发病年龄标准上，由第四版中的"7 岁之前的一些导致损害的多动冲动或者注意力不集中症状"，变成了"12 岁之前存在的一些注意力不集中或多动冲动症状"。这次的修改包含了两个重大变化：一是将出现症状的年龄从 7 岁之前调整到 12 岁之前，二是将"导致损害的症状"的要求变成了"症状发作"。简单的一句话的变动，其实扩大了 ADHD 的定义，同时可能导致治疗建议的扩大，甚至包括药物处方的增加。这引起了一波又一波对 ADHD 过度诊断和过度治疗的担忧。DSM-5 的 ADHD 委员会因此受到了行业内的诸多批评，认为其提出的发病年龄标准的变化基于极少的研究证据，而这些证据要么存在高偏倚风险，要么适用性差 [1]。

不过，7 岁和 12 岁，对于 ADHD 人群来说，是两个特别的数字，因为在美国被广泛认知的 ADHD 男孩的平均诊断年龄为 7 岁，而女孩是 12 岁 [2, 3]，因此 DSM-5 在发病年龄的诊断修改上，可能关注到了之前相对被忽视的 ADHD 女性群体。

具体来说，对于注意缺陷类型的 ADHD 的相关规定是：对于 16 岁以下的儿童，必须出现 6 种或以上的注意力不集中症状，而 17 岁以上的人必须表现出 5 种或以上症状。这些症状必须存在至少 6 个月才能建议诊断为 ADHD。

而对于基于多动冲动症状的 ADHD 诊断，必须使用与上述相同的基于年龄和时间的标准。也就是说对于 16 岁以下的儿童，必须出现 6 种或以上的多动 / 冲动症状，而 17 岁以上的人必须表现出 5 种或以上症状。这些症状必须存在至少 6 个月才能建议诊断为 ADHD。

从这张填写的问卷来看，父母认为阿超偶尔会粗心、分心和健忘，偶尔会抢着说话等。我们先不急着下结论。我先向阿超父母介绍了关于 ADHD 的一些基本常识。

在美国，ADHD 病症中男孩的发病率大约是女孩的 2 倍多（美国 CDC 网站上的官方数据为：男孩发病率为 13%，女孩发病率为 6%），而且女孩的诊断年龄比男孩的平均晚 5 年（前面提到的男孩被诊断为 ADHD 的平均年龄为 7 岁，而女孩是 12 岁）。曾有专家解释为男孩因先天的调皮和心智发育落后于女孩，而更容易被家长和老师筛选出来做测试。

家长和老师是 ADHD 儿童的重要发现者。如果他们对 ADHD 的基本症状有初步的了解，他们的作用就非常关键，这样能够及早发现孩子的问题，并实施干预和辅助。

那么哪些 ADHD 的知识是必须了解的呢？

首先，我们虽然将 ADHD 俗称"多动症"，但它的全称是"注意缺陷多动症"（attention deficit hyperactivity disorder）。ADHD 主要分为三种类型：

● 以注意力缺陷为主导的类型。该人群主要表现为组织和完成一件任务时，对细节的关注上，或者跟随着指示或者跟随一场谈话时出现困难。这些人容易走神，或忽略日常事物中的一些细节。

● 以多动冲动为主导的类型。该人群话多，很难坐得住，包括吃饭时、做作业时。年龄小些的孩子就到处跑、跳或者爬。大点的孩子不太安分，容易冲动。冲动时会经常打断别人说话，从别人那里直接夺过东西，在不合时宜的场合说话，等等。这类人群很难耐心地等到轮到自己或倾听指示。冲动也会使他受伤，发生意外的概率比别人高一些。

● 注意力缺陷和多动冲动同时存在的一种类型。

在以上三种类型中，以注意力缺陷和多动冲动同时存在的混合类型为最常见类型。

其次，ADHD 儿童都有哪些表现症状和行为特征呢？

●专注自我的行为。不太关注和识别别人的需求，比如在社交场合里打断别人说话，以及等不及轮到自己就要发言。

●打断别人。尤其表现在莽撞地打断别人正在社交场合里的谈话或者游戏等。

●没耐心排队等候。在教室里做活动，或者和小朋友们一起玩游戏的时候，不太能耐心等候轮到自己。

●情绪骚动。在不合时宜的场合或者时间情绪暴怒，开始乱发脾气。

●坐立不安。坐不住，总是想站起来跑跑，或者被强迫坐在椅子上的时候身体会扭来扭去。

●很难安静地玩耍。由于坐立不安，很难安静地玩或平静地从事娱乐活动。

●做任务半途而废。ADHD 孩子会对很多不同的事物感兴趣，但是可能会半途而废，做到一半时被其他事情吸引注意力而完不成。

●注意力缺陷。ADHD 孩子可能集中不了注意力，即使你面对面和他们说话，虽然他们说他们在听，但其实走神了，重复不了你刚才说的话。无论是聆听、阅读，还是干什么事，他们的注意力经常走一阵回来一下，离开一阵回来一下。曾有人形容 ADHD 的专注力很像信号不好的手机，信号一会儿有一会儿没的，而且手机的声音质量还不稳定。

●逃避一些需要付出更多精力的任务。由于注意力集中的缺陷，有些孩子会逃避一些需要长时间专注的事情，比如专心听讲，或者做作业等。

●马虎错误。ADHD 孩子在需要制订计划或者执行计划的时候，不太能遵守一步步的规定，这会导致他们犯一些马虎性的错误，但这并不意味着懒惰或者智力有缺陷。

●做白日梦。ADHD 孩子不是一直喧嚣或者很大声，有时反而比其他孩子更安静些和独立些。他可能会盯着一个空间，沉浸于白日做梦的状态，感受不到周围发生的事情。

●组织性薄弱。ADHD 孩子往往跟不住任务或者活动的进度。在学校里表现为不太会为需要完成的任务排序。

●忘性大。ADHD 孩子在日常活动中经常表现出忘性大。他们会忘记整理好物品或者忘记做作业，也经常会丢东西，比如玩具。

●同样症状在不同场景中出现。注意力缺陷的表现会同样出现在学校里和家里。

值得注意的是，所有的孩子包括典型神经发育的儿童，都会在某一时段出现以上列举的某些行为，比如做白日梦、烦躁、持续打断别人说话等，但是典型人群能够主动避开干扰，专注并完成规定的任务，而 ADHD 人群在他们不感兴趣的事情上，没法掌控住自己的专注力，这不是意志力的问题。如果孩子持续出现以上列举的部分 ADHD 的症状，而且他们的行为影响了在学校里的表现，或者和同学们的社交等，家长和老师就应引起重视，需要测试孩子是否有 ADHD。

在美国，一旦老师或者家长观察到 ADHD 的可疑症状，一般会带孩子去儿科医生那里，先排除由于健康方面的原因而引发行为和情绪异常的可能性。在排除了健康方面的可能性之后，孩子会被引荐到持有执照的专家那里去做诊断，一般是儿童神经科医生或者有执照的心理医生。他们会对孩子做一个全面的评估，比如儿童发育评估、家庭行为量表、学校行为评估量表、社交技能、计划组织能力评估等。儿童神经科医生一般还会检测孩子的执行功能，分析孩子在学习的哪些方面会受到影响，同时也会检测孩子是否有并发的精神科病症，比如焦虑或者抑郁。

结合了阿超父母填写的问卷，阿超的画和作业，还有1个小时左右和阿超的对话而获得的直接观察，我问阿超父母："你们听了我对ADHD儿童的基本介绍后，如果我说我暂时没有发现阿超有明显的ADHD症状，你们同意吗？"阿超父母表示同意，但是他们想知道阿超的那次行为意味着什么。

我说慢慢来，我们再继续聊聊。

我为什么认为阿超没有明显的ADHD症状呢？这个简易问卷由两部分组成，前半部分关注的是注意力问题，后半部分聚焦的是孩子的多动和冲动问题。根据阿超的父母填写的ADHD问卷，阿超没有注意力缺陷的问题；在多动冲动板块，妈妈觉得阿超有时会抢着说话，但是在总共两个半小时的咨询中，阿超在对答方面精力集中、反应敏捷、思维理性、表达严谨，并没有抢着说话的现象。仅凭曾经发生过的一次冲动过激行为，我们还不能将阿超放入ADHD的篮子里，应该继续探讨，另找原因。

根据孩子的学习状况，还有阅读了他的两篇作文之后，我也未发现明显的阅读障碍症倾向。

我的以上判断，无法作为阿超的最终诊断。但是ADHD的诊断，确实容易被过度诊断和过度治疗，当然也容易被忽视诊断和治疗，因为ADHD没有实验室检查，没有尿液检查，没有血液报告，没有X线或者脑电图做依据。ADHD的诊断是在专家的带领下，和了解孩子的团队（家长、老师、孩子的照顾者等）一起分析孩子的行为功能后做出的结论。不可忽视的是，这个诊断和结论可能会因为其他如焦虑、压抑、行为障碍等变得更加复杂。

所以我还想继续了解为什么阿超会出现课堂上那次激进的举动。那次事件发生后，阿超的解释是那个同学一直在各种场合里招惹他、嘲笑他，阿超看到他的背影就心生厌恶，那时情绪没能控制住。

阿超的妈妈介绍，阿超还有不可思议的举动，比如在考试时遇到了一道难题，他就会死抠不放，不能越过这道难题，先将其他的题目做完再思考，他情愿接受一大半的题目都空着。有一次他竟然将试卷里没来得及回答的题目撕掉，只将回答的部分交了上去。他自述不能接受不完美。一旦意识到得不了 100 分的时候，他会干脆放弃所有的努力。

在我和阿超的父母循序渐进的沟通中，阿超妈妈提到自己和阿超的外公都有强迫症，阿超会不会也有呢？

我告诉阿超父母，我不能做强迫症的诊断，但是我可以简要介绍下这种病症。

强迫症的英文叫 obsessive-compulsive disorder，简称 OCD，是一种精神障碍方面的病症。有的症状是反复地产生某种负面的想法或感觉（一种执着和痴迷的感觉），或者一遍又一遍地去做某事的冲动（强制性的冲动）。有些人执着和强制的两种症状都有。

强迫症和咬指甲或常有负面想法等习惯无关。执着的想法就好像某些数字或颜色对这个人来说都可能是"好"或"坏"的象征。强制习惯就好像接触了脏的东西后洗手七八次。尽管患者自身可能不想考虑或做这些事情，但是他感到无能为力，阻止不了自己的强制行为。

每个人在某个时段，都可能有重复的习惯或想法，但是患有强迫症的人，他的想法或动作具备以下特征：

> 每天至少花 1 个小时在执着或者强制的事情上；
> 无法控制；
> 心情不愉快，并不享受；
> 干扰了工作、社交或生活的其他功能。

OCD 可以有很多种表现，但是大多数情况会属于以下四个常规类别之一：

●检查。例如检查锁、警报系统、烤箱或电灯开关，或者认为自己怀孕或有精神分裂症等医疗状况。

●污染（脏）。担心一些脏的东西或者有不断去清洁的动作。精神上的污染会让人觉得自己被别人当作污垢对待。

●对称和有序。需要以某种方式来排列事物，就是东西摆放的时候要非常整齐对称或者有规律。

●沉思和侵入性思想。对一系列的思路迷恋，其中一些想法可能是暴力或令人不安的。

我介绍到这里的时候，阿超父母说阿超写作业时，涂改非常多，他追求极致的整齐，甚至不容许某个横线或者竖线超出一丁点应有的比例。我此时也联想到阿超那幅获奖的油画，那些追求极致的圆点，这不是一般小孩会追求的完美。

许多患有强迫症的人都知道他们的想法和习惯没有道理。他们这样做，不是因为他们乐在其中，而是因为他们无法戒掉这些想法或者习惯。如果停下来，他们就会感到很难受，以至于又会重新开始。

强迫症中的执着部分可能会包括以下想法：

> 担心自己或他人受伤；
> 不断意识到自己的眨眼、呼吸或其他身体感觉；
> 怀疑伴侣不忠，又找不到理由去相信。

强迫症中的强制部分可能会包括以下行为：

> 做事情，每次都得有个特定的次序，或者要做很多遍直到放心；
> 数数字，比如数台阶或瓶子；
> 害怕碰触门把手、使用公共厕所或握手。

OCD 无法完全治愈，但是个体可以通过管理使症状减少或者消除对生活的影响。我目前知道的治疗方法包括如下：

●心理治疗。认知行为疗法可以帮助患者改变思维方式。有的医生会使用一种称为暴露和反应预防的方式，将患者置于一种会引起焦虑或强迫症的情况下，然后患者将学会减轻压力，最终停止强迫症的想法或行动。

●放松疗法。简单的事情诸如冥想、瑜伽和按摩等可以帮助缓解OCD 的症状。

●药物治疗。被称为选择性 5- 羟色胺再摄取抑制剂的精神科药物可帮助许多人控制强迫症。可能需要服药 2~4 个月才能开始起效。如果服用这些药物后仍然有症状，医生可能也会建议服用抗精神病药物。

●神经调节。在极少数情况下，当心理治疗和药物治疗效果不佳时，医生可能会建议使用改变大脑某些区域脑电波活动的设备。一种是被美国食品药品监督管理局（Food and Drug Administration，FDA）批准用于 OCD 治疗的经颅磁刺激，它使用磁场刺激神经细胞。还有一种更复杂的治疗是深层大脑刺激，它是利用植入头部的电极来刺激神经。

我看到阿超目前的身材消瘦，气血不足，阿超自述经常手脚冰凉。我建议阿超的父母，不管阿超是不是 ADHD 或者 OCD，孩子的日常生活中，应该增加更多的运动量，我尤其建议散打、摔跤类，在运动和对抗中学会冲动控制、提高专注力（将注意力自然转移到正在做的事情上）。我开玩笑地对阿超说："我们得抓紧时间，把身体锻炼得棒棒的。我听说初中生的打架和霸凌事件最多，万一哪天不得已动起手来，我们身体强壮，也不至于吃亏太多。"阿超很严肃地回答："还是不要动手，能讲道理最好。"

我接下来对阿超的父母说了一番也许不是特殊教育人士应该讲的话。我认为阿超的身体瘦弱，阳气不足，中医理论中讲究扶正祛邪。阿超夜里做梦多，也许源于此，也有可能因为某次或者多次创伤性的经历导致的应激障碍（阿超自述是 5 年级换了新学校之后），但不管怎样，有个健康强壮的体魄，对于一个男孩子来讲，真的是非常重要。

我让阿超再画一幅画，只使用铅笔，我把橡皮放在了他的视线内。果然，阿超在画画的时候，使用橡皮擦拭的时间远远大于画画的时间，他几乎是每落一笔，都要擦拭一下。他对于每处细节都有着完美的要求，这使得他画画的速度相当慢。我对阿超说："我现在把橡皮拿走，你看看在不允许擦拭的情况下，我们能否画出比较满意的作品来。"阿超有些不情愿，但还是照做了，中途因找不到橡皮而唉声叹气了几次，但是他最后的作品完成时，我和阿超的父母都给予了大大的赞美，出自真心的。

不管阿超有没有 OCD，我告诉阿超的父母都不可小觑，最好能寻求专业的帮助，比如心理辅导，以免滑入 OCD 的道路。我的真实案例中有过一位高中生，因 OCD 而被迫辍学，后来走上了漫长的治疗之路，而他的父母常常后悔，孩子在上初中时就已经表现出异样，但是家长没有给予足够的重视。早发现、早干预，永远是黄金法则。

至于阿超有过的那一次过激行为，我建议家长多多观察阿超日常的情绪变化。当不良行为发生时，它是带有功能性的，孩子是用它来解决自己的问题的，而这种情绪通常有一段酝酿或者铺垫的过程。家长或者老师与其在孩子的不良行为出现时去控制它，不如在情绪累积的过程中就帮助孩子消化掉。关于孩子的情绪问题和不良行为问题，我在本书"学校家庭教育篇"中有详细的讨论。

很有可能，待阿超的情绪和心理问题解决了之后，他的行为问题和睡眠问题也就迎刃而解了。

最后，阿超的父母提及了感统训练，因为身边的很多家长都会建议他们去做。我觉得值得聊一聊 ADHD 和 SPD（sensory processing disorder，感统处理障碍）之间的共同点和差异，因为在我接触过的国内家庭中，无论孩子拿到什么样的评估诊断，都会被推荐去做感统训练，而且还很贵。

ADHD 和 SPD 的共同点是表现冲动、走神、情绪无法掌控，都是大脑内的异常。SPD 通常是错误地诠释世界和信息，它发生在大脑后区的信息整合部位，但是 ADHD 主要发生在大脑前额叶区域，与执行功能相关。ADHD 和 SPD 的共患率很高，可达四成。

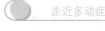

有两种简易的方法可以区分 ADHD 和 SPD。SPD 是感官上的处理障碍，比如对声音、光线、疼痛的过度敏感，那么它在不同场景下的表现是一致的，不管是在做喜欢的活动，还是不喜欢的，表现是一致的。但是 ADHD 小孩不一样，他对喜欢做的事情，就像变了个人似的。比如说同样一个 ADHD 小孩，你让他做 10 分钟不喜欢的数学题，和让他看 10 分钟喜爱的电视节目，他的表现是截然不同的，前者可能是抓耳挠腮、火烧屁股，后者可能就是坐在那里一动不动、全神贯注。

第二个区分的方法是 SPD 和 ADHD 反应良好的干预策略是不一样的，比如对 SPD，针对感觉系统的干预策略就是管用的，尤其是满足了孩子对感觉的寻求之后，其他挑战的情绪和行为特征就会减少。对于 ADHD 儿童，行为干预策略会更加有效，比如把大任务分解成小任务、使用清晰的日程表等。

感统训练对孩子是有益处的，尤其是学龄前的孩子，但是感统训练不一定要在机构里做，它其实在日常生活中是无处不在的。多数孩子自己就会主动探索环境，寻求适当的感觉刺激来满足自己的需求。而专业机构提供的感统训练，家长要懂得它的内容和工作原理，衡量孩子的个人情况，心里清楚要解决的核心症状是什么，整体干预计划中感统训练起到的作用是什么，以及孩子在各种干预计划中应该如何分配他投入的时间和精力，等等。感统训练绝对不是解决 ADHD 或者其他脑神经障碍如自闭症等问题的万能钥匙。

不管阿超是否有 ADHD，家长在目前这个时期需要迫切关注的是他的身心健康问题，并不是 ADHD 这个标签。

参考文献

[1] SANDERS S, THOMAS R, GLASZIOU P, et al. A review of changes to the attention deficit/hyperactivity disorder age of onset criterion using the checklist for modifying disease definitions[J]. BMC Psychiatry, 2019(19):556-559.

[2] GRISOLANO L A. How learning difficulties differ in boys and girls with ADHD[EB/OL].(2014-04-17)[2022-05-18]. https://www.pittsburghparent.com/how-learning-difficulties-differ-in-boys-and-girls-with-adhd/.

[3] GRIFFIN M J. Do boys and girls show the same signs of ADHD? [EB/OL][2022-05-18]. https://www.understood.org/en/articles/do-boys-and-girls-show-same-adhd-symptoms.

第2章

不易觉察的 ADHD

我曾经干预过的一个自闭症男童，他有一个姐姐。由于我的干预工作大部分时间都是在男孩的家里进行，而且是孩子们放学后的时间，所以我得以有足够的机会观察到两个孩子的整体表现。

姐姐7岁，刚上小学。她是个挺懂事的女孩。在家里作为老大，她为妈妈分担很多家务，比如帮父母传递东西，陪弟弟玩一会儿，等等。在我的观察中，她有几个行为特征令我觉得她有 ADHD 的倾向：

女孩坐不住。吃晚饭的时候，她总有各式各样的借口要起来一下，比如去换个刀叉、去拿个水杯，等等。

话多，且经常打断别人的谈话。她的话多表现形式是一旦讲话后，人会越来越兴奋、语速越来越快，而且经常偏离主题。

经常需要别人重复说话。即使她正在与人对话，也经常需要对方重复一下刚才说了什么。

喜欢大头朝下的姿势来读书、看电视，甚至干脆大头朝下待一会儿，寻找舒适感。

做事马虎粗糙，缺少耐心。即使是简单的涂色，她也会急于把颜色填满，涂得很乱很脏，而她的同龄人中大部分在涂色的时候有些规划，比如先小心地把外框涂好，或者已经想好了使用哪些颜色用于哪些部分。

家中的弟弟确诊自闭症共患 ADHD，姐姐并没有接受过任何形式的评估，家长也没有从老师那里得到过令人担心的负面反馈。但是，通过日常对女孩行为的观察，我觉得不管女孩有没有 ADHD 的标签，对她的某些行为或是习惯的养成，如果尽早干预或者纠正的话，于她的成长有益无害。

在美国，直到 2013 年，自闭症（autism spectrum disorder，ASD）和 ADHD 才被允许双重诊断在一个人身上，在这之前是不允许的。ASD 和 ADHD 不仅仅是并发的情况多（预计有三成至八成的 ASD 儿童有 ADHD，反过来，有二成至五成的 ADHD 儿童有 ASD[1]），就算是没有并发的患症儿童，他们的行为也有相似之处。两种病症都可能会引起语言发育迟缓、感官反应升级、叛逆行为、情绪管理问题、计划组织性弱等。

甚至，荷兰有个团队曾提出，ASD 和 ADHD 会不会是同一种病症的不同表现形式？它们不过是下属类型，只是在发病的时间上、症状的组合上，以及发育发展的程度上有所不同？ADHD 可以在没有 ASD 的症状情况下出现，但是 ASD 总会携带些 ADHD 或者其他症状并发出现 [2]。

但是以上这种说法的证据尚不能构成结论。越来越多的基因研究发现了二者之间有一些共同的成因。影像学在对比了二者的大脑结构以及神经连接之后发现了一些令人困惑的相似性和不同性的混合。而行为学的研究认为外在看似相似的特征掩盖了内在机制的区别。ASD

人群的注意力缺陷症状，可能是由感官负重引起的，而 ADHD 人群在社交上出现的明显问题可能和他们的情绪冲动性有关。

关于这两个病症是如何交互的，至今未见到系统的研究。但是认为二者有共同的生物学根源的研究者发现，患有任何一种病症的人的亲属中患有这两种病症的概率都会提高。比如一个 ADHD 女人的头生子会以 6 倍之高的概率患有 ADHD，会有超出 2 倍的风险患有 ASD[3]。

2017 年，有一项研究反过来衡量风险。在瑞典，专家们审阅了 200 万人的医学记录，发现自闭症人群和他们的大家庭成员患 ADHD 的风险增高。自闭症同卵双胞胎的兄弟姐妹中患 ADHD 的风险最高，同时还有堂兄弟姐妹之间[4]。这也能说明两种病症之间是有基因联系的，但是具体落实到基因个体，事情就很扑朔迷离。

ASD 和 ADHD 都涉及多个基因，其中许多基因可能独立就能发挥作用。同样，两种病症都是异质的，这意味着特定基因可能因人而异。更复杂的是，遗传影响的性质也因人而异。一些风险因素是那些常见基因变异，即占人口总数 1% 以上的基因版本。一项研究第一次发现了 ASD 患者与 ADHD 患者之间的常见变异发生了重叠。其他风险变异很少见，往往会自发发生，或者可以遗传。但是科学家们还没有发现具体是哪些特定的风险变异同时存在于两种病症中间。

也有研究指出，通常情况下，患有一种或两种病症的人在连接大脑两个半球的胼胝体和参与运动控制、认知的小脑中的布线较不牢固。同时，患有 ASD 的人（而非患有 ADHD 的人）的杏仁核比较大，杏仁核影响了一个人的焦虑、恐惧和社交行为[5]。与典型人群相比，ASD 患者的总大脑容量似乎更大些，而 ADHD 患者的总大脑容量稍微小些。

正是因为 ASD 和 ADHD 在生物学根源上扑朔迷离的相关性，我对姐姐表现出来的特征产生了好奇。很多家长会认为小孩子脾气大、马虎、好动，难道不是孩童时期的正常表现吗？注意力持续时间短、人有时漫不经心、好动冲动，等等，在非 ADHD 群体中不也常见吗？我也经常听到家长的反馈，觉得学校给出的负面反馈夸大其词了，或者是老师的能力不足，连个淘气些的孩子都管束不了。家长的怀疑是合理的，谁都不希望自己的孩子被别人乱贴标签。ADHD 与非 ADHD 群体的主要区别在于这些症状是否干扰了日常生活，导致孩子在某些方面明显落后于其他同学。尤其是当孩子出现一些共患症状时，比如学习障碍、对立违抗性障碍、焦虑、抑郁等，家长更要引起重视。

有关 ADHD 的成因，人们注意到了遗传因素、先天性格原因、环境影响（比如药物因素、铅中毒、营养缺乏、物质滥用等），但是具体落实到 ADHD 个体身上，到底是哪些因素单独或者结合而导致了 ADHD，尚无法下定论。曾有研究数据表明（我比较认可，是因为我在接触过的有限的 ADHD 家庭中，八成以上的父亲或者母亲都自述曾有过和孩子类似的 ADHD 症状），遗传因素的可能性很高。一项研究显示，大约 40% 的 ADHD 儿童至少父母有一位有 ADHD 的临床症状 [6]。所以，ADHD 似乎有家族聚集的特点。因此，ADHD 的家族聚集性给一个家庭正常功能造成的压力极大。曾有一位妈妈告诉我她的先生和两个儿子都是 ADHD（两个孩子都拿到了专业诊断，而先生是通过参与孩子的评估及干预的过程中认识到自己也是个典型的 ADHD）。有一次她让先生带着两个孩子去超市买一样急需的物品，2 个小时后 3 个人回到家，两手空空，若无其事的样子。一问，竟然没有一个人记得去超市要买的东西是什么。她还如此描述着："每当所有人在家，你就会感觉到有几只无头的苍蝇在到处乱撞，急促地来回走，声音忽高忽低忽急忽慢。我不想说儿子们，就常责备老公，请他打电话时不要来回地走，我的心烦透了。"

　　所以像文中提及的自闭症男童的姐姐的这类情况，也许她只是有一些 ADHD 特征性的行为，还达不到能诊断为 ADHD 的程度，但是在孩子的成长过程中，家长或者老师如果发现孩子出现任何需要帮助的地方，在生活中遇到任何暂时解决不了的问题，在行为管理上、组织计划的能力上、社交技能上等需要加强的时候，不可袖手旁观，需要提供及时的帮助。美国的很多家长不但不躲避孩子的"特殊"标签，反而会为孩子争取标签，以便获得相关的特殊教育福利。在我对特殊儿童干预的从业经历中，曾经有过一个 6 岁的女学生。她很聪明，也听话，但是她的父母认为她在情绪管理上需要帮助，因为她讲话时会"满嘴跑火车"。其实，对于一个聪明机灵的 6 岁小女孩来说，这些问题可能称不上问题，未必进得了"特殊"的范畴，但是她的父母为她争取到了特殊教育的福利，也就是保险公司会支付特殊教师上门为孩子提供特殊教育的费用。我们为这个小女孩制订了详细的干预计划，主要的目标技能包括交互赞美、询问和汇报重要信息、与同伴互动游戏、社交交互沟通、表达感受、如何预判他人的感受，等等。从这些目标技能能够看出，这些教育是所有儿童都会需要，也会受益的。我想强调的是，很多家长惧怕 ADHD 的标签，也会犹豫是否让孩子知道，但标签只是一个名词，它是基于个体出现的行为问题而给出的解释，它是为了帮助孩子而在沟通中使用的术语。诊断只是一个切入点，不但能帮助家长和学校了解孩子的问题，而且可以对症地给予不同程度的辅助。围绕着这个"标签"的团队，目标是一致的，就是帮助孩子更好地成长，而不是为了利用标签来区分开孩子。

　　浩浩是我咨询过的一个男孩，7 岁半。他的妈妈怀疑他有轻微的阅读障碍，所以带他过来。据妈妈讲述，浩浩在刚开始识字的时候，经常搞混 6 和 9，b 和 d，n 和 v，56 和 65 等。孩子在拼读英语单词的时候，经常会从右到左读，阅读课文时会出现加字、漏字、跳字的情况。

以下是我了解到的孩子的一些基本情况：浩浩在学龄前的体质比较弱，有哮喘，对柳树、猫毛、螨虫等过敏，经常发热，因而导致上幼儿园期间有一半的时间都是在家里休息。在饮食上挑剔，不吃鱼、不吃绿色蔬菜。小时候是左撇子，后来被强制纠正为右手。

浩浩不喜欢运动，身材纤细。在 ADHD 的评估问卷中，妈妈反映他小时候经常像听不见别人说话一样，妈妈还曾经以为是孩子的耳屎太多。浩浩的各种动作都很慢，在整理书包、书桌和交作业方面会比同学慢。经常会少带或者多带东西。老师反映他注意力差，但是孩子自己觉得上课都在注意听讲。浩浩甚至提到过班级里有个孩子好动，不听话，后来转学走了。妈妈认为浩浩无论在学校还是在家里，都是能遵从指示的。

在咨询的 2 个小时里，浩浩完全没有多动的症状，家长也认为浩浩可能只有注意力缺陷的表现，没有多动的表现。我测试了浩浩的阅读和听写能力，发现浩浩认得的字会念得很准确，也都能写出来，没有多笔画或者少笔画的现象，笔顺方面也很准确，速度也属于正常。浩浩还有个特点，是超出同龄的大多数男孩的水平的，那就是言语表达能力特别强，他能够说明白很多事情，而且他在学校里的功课很好，是个拿了很多 A 的好学生。

浩浩长相清秀，有着一对非常可爱的招风耳。我同时观察到他的妈妈在叙事说话时的特点，她很容易兴奋，说话很急，但是做事很认真。我问妈妈在家里谁是比较细心和计划性强的那个人，她说肯定是浩浩爸爸了。浩浩和妈妈都是粗心且脏乱差的人，这令爸爸一直抱怨和责备。对此，我心里笑了一下，孩子身上的特质总是很难逃脱遗传的魔力。

浩浩妈妈提到她从小喜欢画画，浩浩也是，于是我让浩浩在我的画本上留下他的大作。他一共画了四幅画，从他的落笔、画画的思路，以及成品方面，我们都能看出浩浩的一些性格和行为特征。

第一幅画，他是用铅笔画的，应该是想画下认知中的银河系，但是画了几笔后，发现起笔大了，画不下，于是用橡皮擦了。缺乏画面规划和整体构思，这个问题在 ADHD 儿童中比较常见。

第二幅画，其实还是想画第一幅，下笔时不像第一次那么冲动了，但是还是没画下，他不想再擦掉了，于是笔触穿过了画本中间的线圈。他一边画，一边解释每条轨道上的星球叫什么名字。他还用彩色笔将星球涂上了不同的颜色，但是涂色很马虎。

第三幅画，他在画纸的一个角落画了一个人，人的面前是一个落地的望远镜，然后他用气泡标识出这个人在想着某个星球的事情。浩浩解释说他在思考有关木星的事情。他画完这几个细节后，想了会儿，就签字了。最后的成品就是大大的画纸上，他的画面只占用了一个小小的角落。这和第一幅画及第二幅画的"没画下"，形成了鲜明的对比，但共同点是落笔前都缺乏画面的整体规划性，画得很随性，而且是一边画，一边做出口头上的解释。这一特点，我在很多 ADHD 儿童的身上都发现了。

浩浩的画画兴致很高，提出还要再画一幅。这一次，他运用了画画的技法，有些线条显然是老师教过的，有立体效果。他画了一只甲虫。浩浩画完后，自己比较满意，也有些得意，然后他开始上色。他下笔很快，涂色如同勾勒线条一般果断有力，但同时很粗糙。浩浩在涂色后看了下自己的画面，他似乎在自问又似乎在问我们："我是不是把画面毁了？"

　　浩浩的画画习惯呈现出比较典型的 ADHD 特征。他缺乏规划，对画面的质量没有要求，比较随意，说的比画的多，说明他脑子里的想法多于画面的内容呈现。浩浩喜欢阅读科普书籍，尤其对宇宙充满了好奇，这在他的画画内容上得到了充分的展现。

　　浩浩没有同龄的 ADHD 男孩的多动症状，他的注意力缺陷似乎也没有那么严重地影响到他的学业。我告诉浩浩的妈妈，我暂时没发现浩浩有明显的阅读障碍症倾向，因为他的阅读速度很快，在识字上没有问题，会的就一定会读和写，他很清楚哪些字不认识。浩浩的注意力缺陷和做事马虎方面确实有可以提高的空间。

　　值得注意的是，低年级的孩子还没有形成知识结构，固定思维不明显，因此做事和做作业出错的可能性很大。有些家长看到孩子毛手毛脚，简单的问题也会做错的时候，通常会用粗心、不认真、不努力等词语来批评他，甚至会过度强调孩子错误的严重性，期望引起孩子的重视，克服掉粗心的不良行为。事实上，当成人不断强化孩子的某个缺点时，比如"粗心"，它不但解决不了孩子的粗心问题，还会令孩子内心里接受自己粗心这个事实，同时严重强化了孩子的内疚、恐慌等心理，长期下来会形成一种自我否定的消极态度。

　　我观察到浩浩在画第四幅画的时候，他对自己勾勒出来的甲虫线条是非常满意的，但是随意粗糙的涂色以及不加思考的颜色选择，毁了他最初的成就感。孩子在犯了粗心的错误之后，他的心里是有挫败感的。我们在处理孩子的粗心大意问题时，要根据具体问题，有针对性地给予孩子一些帮助和引导。比如我们知道浩浩在整体规划方面和涂色操作方面会犯粗心的错误，那么在他下次落笔之前，我们可以引导浩浩先思考一下画面上大致会出现什么内容，规划后再开始落笔。在准备涂色前，可以探讨下将使用什么颜色，鼓励孩子用轻缓细腻的笔触尝试上色，并时不时地停下来观察下，做出必要的调整。

与其时刻盯着孩子犯的粗心错误，不如转而关注孩子细心的时候，并马上表扬他，加强孩子对细心做事习惯的关注。通过习惯的逐渐养成，带来行为上的变化，从而影响他的个性及大脑的思维方式。随着时间的推移，孩子的粗心问题一定会朝好的方向去发展。

在孩子缺乏计划和自我管理能力的时候，家长要主动帮助孩子安排学习、作息和娱乐的时间，引导孩子在学习的时候专心地做功课，在玩的时候舒舒服服地玩。这个工作可以细致到从教孩子如何规划做作业的时间，如何使用课本，如何记笔记，到如何准备考试等。一些家长喜欢陪着孩子做作业，看到孩子每犯一个小错误，就立即指出来，有的还要大声呵斥，这不但帮助不了孩子改掉粗心的毛病，还会令孩子在学习和写作业的时候心理异常紧张，并对这个过程心生厌恶。

家长应该将孩子独立完成作业和检查作业的任务交给孩子。孩子做作业的时候，家长离得越远越好。孩子做完作业之后，应该让他自己先检查。他检查完之后，家长才帮助检查。甚至家长不要急于告诉孩子哪里出错了，正确的应该是什么，我们可以告诉孩子哪一行哪一段有错误，让孩子再仔细检查下，让孩子自己找出错误并且纠正。只有持续地这样操作，让孩子大脑的思考贯穿于他做事的整个过程中，孩子才会慢慢培养出主动学习和做事认真的好习惯。我们希望见到孩子能逐渐掌握自我约束和时间管理的技巧，让学习成为一件他个人的事情。孩子只有享受到了独立学习的乐趣，学习的习惯才能伴随他一生。

在孩子粗心的问题上，家长不可操之过急，孩子的粗心大意和他的心理发展水平是互相适应的。随着孩子年龄的增长，接受良好的教育和家庭环境的熏陶，孩子的粗心大意会越来越少。让孩子在家庭内承担部分家务，比如负责自己的生活和学习区域的整洁，培养他每天完成这部分职责的习惯，达到一定的标准和要求，并且持续下去，家长不但培养了孩子的责任感，也会提高他做事的细心和认真态度。当他做其他事情时，他也不会马虎。家长的耐心，在培养孩子良好的生活和学习习惯方面，至关重要。

ADHD 儿童的家长们经常反映，在整理房间时会和孩子产生摩擦，因为不管怎么教，孩子整理的结果总不能令他们满意。一些家长觉得孩子不认真或者敷衍了事。我觉得这种摩擦是完全没有必要的。我们和孩子对于整洁的标准可能有很大差别。我建议家长们带领孩子整理好房间之后，从几个角度拍几张照片，打印出来，贴在孩子的书桌或者床附近，告诉孩子每一个步骤整理好后，可以参考图片再修改一次。父母在检查的时候，要多多赞美孩子的努力过程，不要太看重结果。

此外，我建议浩浩的妈妈提供浩浩加强运动的机会。运动能够产生如同 ADHD 药物提供的多巴胺和肾上腺素，对提高孩子的专注力和睡眠肯定有好处。运动不但强身，还会增加大脑的氧分，提升孩子的自信心，这对于提高他在学校里的社交"地位"也有帮助。

以上建议，我认为适用于所有适龄的孩子，不管孩子有没有 ADHD，不管 ADHD 的症状是否严重。

至于在学校或者家庭内，如何更好地辅助孩子，请读者移步本书的最后一篇"ADHD 学校家庭教育篇"，去寻找适合自己家且可行的策略或者方法。

参考文献

[1] ROMMELSE NN, FRANKE B, GEURTS HM, et al. Shared heritability of attention-deficit/hyperactivity disorder and autism spectrum disorder[J]. Europe Child Adolescent Psychiatry, 2010 (19):281-295.

[2] MEER VD, OERLEMANS A M, STEIJN D V, et al. Are autism spectrum disorder and attention-deficit/hyperactivity disorder different manifestations of one overarching disorder? cognitive and symptom evidence from a clinical and population-based sample[J]. Journal of the American Academy of Child and Adolescent Psychiatry, 2012(51):1160-1172.

[3] MUSSER E D, HAWKEY E, KACHAN-LIU S S, et al. Shared familial transmission of autism spectrum and attention-deficit/hyperactivity disorders[J]. Journal of Child Psychology and Psychiatry, 2014(55):819-827.

[4] GHIRARDI L, BRIKELL I, KUJA-HALKOLA R, et al.The familial co-aggregation of ASD and ADHD: a register-based cohort study[J]. Molecular Psychiatry2017(17):257-262.

[5] SCHUMANN C M, HAMSTRA J, GOODLIN-JONES B L, et al.The amygdala is enlarged in children but not adolescents with autism; the hippocampus is enlarged at all ages[J]. The Journal of Neuroscience, 2004(24):6392-6401.

[6] STARCK M, GRÜNWALD J, SCHLARB A A. Occurrence of ADHD in parents of ADHD children in a clinical sample[J]. Neuropsychiatric Disease and Treatment, 2016(12):581-588.

第**3**章

被漏诊的 ADHD 女孩

截至 2023 年 9 月，美国 CDC 官网公布的信息（关于 ADHD 的官方数据基于 2016—2019 年的一份国家调研），美国大约有 9.8% 的儿童曾经被诊断为 ADHD，其中男孩发病率为 13%，女孩发病率为 6%，儿童年龄为 3~17 岁。

从数据来看，男孩的发病率是女孩的 2 倍多，但是在诸多的成人样本中，患病率受性别差异的影响很小或者没有。Young 及团队在一篇论文中如此阐述：目前男孩和女孩患病率的差异，可能源于多种潜在因素，比如有研究提出的男孩更强的遗传脆弱性、内分泌因素、社会心理因素或者对早期生活压力源做出负面反应的倾向。虽然儿童时期男性多动症患者似乎更多些（男女比例大约是 2：1），但是在成人样本中，患病率受性别差异的影响较小或者没有，当然这也可能由多种因素造成，比如女性患者病情更持久，或者男性患者的缓解水平更高，还有女性的迟发性 [1]。

女孩多动冲动症状的损害和严重程度低于男孩，而且女孩的代偿性行为，例如社会适应行为、顺从性、更强的人性，以及掩盖行为的应对策略，都可能会导致女孩的漏诊和未能转诊的概率增加。

现在人们越发意识到 ADHD 女孩的漏诊率可能很高。女孩与男孩在 ADHD 的症状表现上有些差别，比如女孩不那么多动，不像男孩在课堂上捣乱或者破坏性极强。她们在自我控制方面普遍比男孩好些，所以在儿时，女孩的 ADHD 症状不容易被发现。男孩与女孩的共同特征应该集中在注意力缺陷方面。

在美国，ADHD 男孩的平均诊断年龄为 7 岁，而女孩是 12 岁。曾有数据表示，高达75% 的ADHD 女孩在幼时没有拿到 ADHD 诊断[2]，这也就意味着她们并不能得到及时的理解和帮助，于是会不断累积精神健康方面的问题而步入成年。

我遇见小雪的时候，她恰好是 12 岁，即将步入初中。

因为是疫情期间，她戴着口罩进来。我说："我打过疫苗，且进行了核酸检测，你可以摘下口罩。"她回答说她戴习惯了，戴着特别有安全感，还可以遮丑，说完嗤嗤地笑了。她又补充一句，只要心情紧张时，她就会把口罩戴上，而且这个夏天她感觉自己必须穿长袖衣服才安全。

我问她胃口和睡眠怎样？她回答说蛮好的。她的两只手在桌面上交叉在一起，显得有些紧张。

"喜欢画画吗？"我问她。她回答说喜欢，从小就学，现在学素描。

我于是将大画本给她，让她随便画，但不要画素描。我提示她可以画理想中的世界和生活，可以画梦境里的故事，等等。

她在水笔盒里挑选颜色的时候，我注意到了她手指尖的异样。她的手指尖很细很嫩，手伸直后略显僵硬。我没有作声，但是记录了下来。

她开始画画了，先画了一个棱镜一样的东西，然后是一个三个头的外星人，她还在旁边标注了这是外星人，然后右边画了一棵树。她解释说这棵树和这幅画没有什么关系，因为画画时画棵树永远没有错的，然后她又嗤嗤地笑了，真是个很可爱的小姑娘。

在她画画的时候，我开始和她聊天。

她的家境不错，父母对她的期望很高，让她尝试学习各种乐器，但是她都学不会，也不愿意学，所以就一样样地放弃了。

在目前的学科中，她比较喜欢的是信息编程课，但其实真正的兴趣在电脑上，编程嘛，她说，学过就忘了。

语文方面，作文比阅读理解好一点。数学拿不到太好的分数，主要是粗心大意。英文语法和拼写都不行。"我的记忆力好差"，她说了好几遍。英语语法就是记不住，拼写也太难，自己察觉到记忆不准确时就干脆不写了，她知道肯定会写错。

"我很喜欢看小说。我现在在读《天才向左，疯子向右》，还有我喜欢玩《我的世界》，不过我被限制使用手机，所以只有和同学出行被允许带手机时才能玩。"

我表示很惭愧，因为我既没有读过《天才向左，疯子向右》，也没有玩过电子游戏。我后来在网络上看到了《天才向左，疯子向右》的简介，说它是一部与"精神病"患者交流的记录书，我们在其中能看到所谓的精神病患者的真实世界。《我的世界》则是一款著名的沙盘游戏，玩家在游戏中做着"建设"和"破坏"两件事。

小雪大度地说没关系。

这时候，小雪画完了第一幅画，我让她签个名，给我留个纪念。她签了，但是立即说自己还有一种签名，刚才这个是没耐心的时候才会这样签的。

"你能给我讲讲这幅画吗？"我问她。她自己看了看，回答说："我也讲不清楚，这是另外一个空间吧，外星人从那个棱镜出来，看到了地球。"

我帮助她翻开一张新的画纸，要求她再画一幅，带些生活气息的。

我的目的并不只为了看她的画，而是她在画画时，人显得很轻松，话匣子逐渐打开，而且开始滔滔不绝，说到高兴处，口罩都遮不住她的眉飞色舞，情绪越发高涨。

她在新的画纸上先画了一个房子。我问她："你的眉毛和眼睛都很漂亮，你能摘下口罩让我看看你长什么样吗？"

她当时的兴致很高了，大方地把口罩摘了下来，是一个眉目清秀的女孩子，皮肤白皙细腻。我惊叹："你长得很漂亮啊！怎么自己还说要遮丑？"

她嘻嘻地笑了，说："是我的好朋友说我丑，其实我很自恋的。我的朋友们个个都觉得自己的身材相貌超好。"

我抬起了她的左手，进入了指尖和指甲的话题。她说应该是五岁时开始啃指甲，自己对这个没意识，其实挺恶心的，但是意识到的时候，指甲就已经啃秃了。

"那你意识到自己的指尖已经萎缩变形了吗？"小雪已经12岁了，我觉得很多话题都可以直接并独立地和她交流。

小雪"啊"了一声。我把自己的手伸出来，和她的并行放在一处，给她看手指三节的比例、粗细等。我告诉她，甲床受损之后，很难再恢复，指甲中有细菌，手口传播，可能导致口臭、肠胃炎、牙齿变形、指甲化脓感染等，而且以后手指会越来越僵硬，指尖无力。"你不是喜欢电脑吗？以后指尖萎缩严重，手指都没力气敲打键盘了。"我告诉她趁着现在年纪小，赶紧戒断。可以在手边准备一只特殊味道的护手霜，常常涂抹，待无意识举到嘴边时，这个特殊味道能给自己一个提醒。或者买个减压球，手难受时就握着那个捏。

小雪像个大人似的说："哎呀，看来我真的要重视了。"

这个时候，小雪在房子的屋顶上画了很多颜色，她还用文字标记为钻石、黄金、糖果。她使用了几种鲜艳的颜色，但是涂色时显得随意草率，涂得有些乱七八糟。

我问小雪："你未来想做什么？"

小雪说前几天经爸爸启发，觉得做个医生挺好的，工作稳定，薪水高，但是又怀疑自己是否适合做医生。"我可是个很马虎的人，"小雪自我评价说，"可是不管做什么吧，我想赚很多钱。我觉得有钱好办事，我这样想是不是有问题啊？是不是太自私了？"

这是小雪第一次回问。我回答说，我的儿子在你这个年龄的时候，也是第一次提出来类似的问题，他突然意识到钱是个很有用的东西，他也问我是不是自己的价值观出现了问题。我当时回答他说，我觉得没有问题，钱的确是个很好用的工具，它能够满足我们绝大部分的需求，它能够用来实实在在地帮助人，尤其是解决紧急的问题，比如看病啊、吃饭啊。但是钱，同时也会给人带来很多诱惑，也会导致作恶，这是我们需要警醒的。

小雪点头表示同意。这时她发现画面的右边出现了空白，她又画了一棵树，然后在树上画了很多的草莓，画完后突然意识到草莓不是结在树上的，她自己就哈哈大笑起来。

小雪说自己经常这样，上课时精神溜号，比如体育课时忽然精神恍惚，看到大家的动作都做完了，完全忘记自己是否跟着做了。有时候白天也像做梦一样。一提起做梦，小雪又兴奋了。她说自己会做很奇怪的梦，比如说一个梦做完了，很久以后，还能再次做梦，而且续上之前的梦。我让她举个例子，她说比如在梦里探险，她就可以连续做下去。

"你会经常生气吗？"我问小雪。

"小时候爱生气的，我妈说我经常双臂交叉抱于胸前，然后大声说不和你玩了，但是现在不会了。不过偶尔会和朋友、父母产生摩擦。我不会主动去道歉，但是别人求和时，我会给对方台阶。"

后来，与小雪的父母沟通的时候，我向他们提到了 ADHD，他们告诉了我一个重要的信息，他们发现女孩和她的朋友们之间传递着一些文字，会很细致地描写感情的复杂性，其中还有性爱方面的大胆描写。也差不多是同时期，他们发现女儿越发地喜欢将自己包裹起来，不光是过度地戴口罩，在炎热的夏天也穿长衣长裤。

Hinshaw 博士曾经称当今社会的女孩面临的压力为"三重捆绑"，而且都是不合情理的期望 [3]：

要擅长女孩做的事情：要漂亮，端庄，有同理心，有礼貌。

要擅长男孩做的事情：要有竞争力，做事有驱动力，要好玩，爱运动。

除了达到这些不可能的标准之外，还要让所有的付出看起来不费劲，而且做起来的时候让人感觉很酷。

这"三重捆绑"普遍地针对青春期女孩，而对于 ADHD 女孩来说，它就成了"四重捆绑"。她们常常要做很多的伪装来展现出自己做事能力合格，而这个表象的背后可能是疯狂付出后的精神崩溃状态。

男孩与女孩，在 ADHD 的症状表现上不但不同，他们应对挑战的策略也不同。无论是出于社会属性，还是生物属性，男孩容易将过错归结在他物上面，比如考试没考好，他会认为是试卷或者老师有问题，而女孩容易内归因，她会觉得自己有问题。她内心里的对话充满了负能量，于是逐渐地，女孩会出现很多精神健康方面的问题，比如抑郁、焦虑、自卑、饮食障碍等。虽然 ADHD 的一些症状在女孩步入成年的过程中会逐渐减少或者消失，但是这些影响的负面后果会持续更久，她们可能一生都会在缺乏社交技巧和自卑方面挣扎。

2012 年 Hinshaw 和团队发表了一项研究，指出混合型的 ADHD 女孩（既有多动冲动又有注意缺陷），试图自杀和自残的比例比典型人群高出许多，尽管 40% 的人群在青少年时期就摆脱了多动和冲动的症状 [4]。

ADHD 女孩在社交中会遇到更多的挑战：穿什么，说什么，怎么说，什么时候态度软些，什么时候态度坚决些。女孩在社交融入以及自我控制方面面临着更大的压力。融入不了、理解不了那些女孩社交的密码，ADHD 女孩容易成为刻薄女孩的攻击目标，被孤立，且深感困惑。

ADHD 女孩的症状表现，通常会被当作是个性使然，而不会怀疑是 ADHD。女孩更容易是注意缺陷类型主导的，比如做白日梦、害羞等，也有冲动类型的女孩子，通常被形容像"假小子"。冲动类型的女孩可能会话语超级多，言语上冲动，打断别人，过多地发言，在对话中将话题变来变去。她讲话的特点就是脱口而出，不考虑对他人的影响。同时，这类女孩也会因过于敏感而容易情绪化和兴奋。而 ADHD 男孩的类型，以多动冲动为主导或者混合型（既有多动冲动又有注意缺陷）为最常见。

ADHD 女孩在学龄期间面临的最大挑战是无法专注手头上的事情，比如被环境里的其他声音或者事件吸引，而导致没有听见老师刚刚布置的任务。同时 ADHD 女孩也会非常专注某件她感兴趣的事情，这是当其他事情吸引不到她的关注的时候，她用来娱乐自己的应对策略。

那么 ADHD 女孩具体有哪些症状表现是家长应该重视的呢？当以下这些表现持续性出现时：

"魂儿"跑了	健忘	经常迟到（时间管理能力弱）
动不动就哭	对声音、布料、情绪敏感	完不成任务
在自己的世界里做白日梦	超级爱说（总有要说的，聆听能力不好）	看上去有些害羞
难以专注，容易分神	过度反应（夸大的情绪回应）	容易突然难过
乱（包括自己的外表，所占据的空间）	看上去总是犯粗心错误	处理信息和指令时显得慢，好像没听到对方讲话一样
看起来不那么努力		
看起来做事没有什么动力	可能会经常突然关门	言语冲动，脱口而出，打断别人

对 ADHD 女孩要特别关注她的青春期阶段，因为环境变化通常发生在女孩生理和性成熟阶段，青春期也是精神健康出现问题的高风险阶段。ADHD 女孩在应对更为复杂的社交互动和解决人际冲突上面临着更大的挑战。她们可能会感到被拒绝和被孤立，她们摆出无所谓

或者勇敢的样子，但心底会感到沮丧、情绪低落和焦虑。因缺乏应对策略和缺乏环境的支持，此时期会引发自残行为或者饮食障碍。

人们通常认为，孩子 14 岁后，多动症状会消失。但 ADHD 女孩的常见问题是注意力缺陷，而注意力缺陷的问题，随着年龄的增长，不会自动消失，某些人反而可能加重。

曾有数据指出，超过 60% 的 ADHD 孩子会把一些症状带进成年 [5]，但是表现形式因年龄而有差异。一项最新的研究报告显示，2020 年儿童时期持续性的成人多动症和有症状的成人多动症的患病率分别为 2.58% 和 6.76%，这是全球范围的数据。持续性和有症状的成人多动症的患病率都随年龄的增长而下降，该趋势在持续性成人多动症中更为明显 [6]。

ADHD 孩子最感艰难的阶段是初中、高中，以及大学的头两年，因为这些时段里，他面临的是最宽泛的任务要求，比如数学得学，外语要学，要写各种论文，很多大学还会要求学生修全科课程，比如一些文科课程。但是年龄再大些之后，成人就可以专注在自己喜欢并擅长的领域，可以避开一些自己不擅长的工作类型。擅长写文字的可以做文员、当作家，对数字敏感的可以从事和数字相关的工作，对机械工程感兴趣的可以对专项进行选择。

而缺乏必要扶持的 ADHD 儿童，在迈向成年人的过程中，举步维艰。他们的问题被当作是行为问题和情绪问题，而没有作为神经差异来扶持。ADHD 的精神共病非常常见，这使诊断和治疗都变得复杂。在 ADHD 儿童中，共患包括品行障碍（CD）、对立违抗障碍（ODD）、破坏性情绪失调、自闭症谱系障碍（ASD）、发育协调障碍、抽动症、焦虑和抑郁、阅读障碍，以及学习和语言障碍等。合并症在 ADHD 成人中也极为常见，包括 ASD、焦虑和抑郁症、双相情感障碍、饮食障碍、强迫症（OCD）、物质使用障碍、人格障碍，以及冲动控制障碍。相较于女性，男性 ADHD 的外化问题更为普遍，成年前表现以 ODD 和 CD 共病率最高，其特点是违反规则的行为和在学校里打架。ADHD 成年男性更常表现为反社会人格障碍的反社会行为[7-9]。因此，评估一个 ADHD 的个体应该包括对他的共患病的评估。

对于 ADHD 人群来说，能够看清自己能做的事情，而不是顺应所谓的规律而被认为能做的事情，这之间是有差异的，也是非常重要的。从这个基本点出发去理解这种差异，然后去计划和管理，设立合理的目标，维持自己的身心状态平衡，美好的生活才能够持续。

关于 ADHD 的治疗，截至 2023 年 9 月，美国 CDC 官方网站上的一组数据，值得拿出来借鉴。这些数据是基于 2016 年对 2~17 岁的孩子进行的国民调查。

首先，4 个孩子中有 3 个是接受治疗的。

其次，62% 的 ADHD 孩子在接受药物治疗，其中 2~5 岁年龄段占比 18%，6~11 岁年龄段占比 69%，12~17 岁年龄段占比 62%。47% 的 ADHD 儿童接受过行为治疗，其中 2~5 岁年龄段占比 60%，6~11 岁年龄段占比 51%，12~17 岁年龄段占比 42%。

再次，综合数据表明，77% 的孩子在接受某些方法的治疗，大约 30% 的孩子只接受药物治疗，15% 的孩子只接受行为治疗，而 32% 的孩子同时接受药物和行为治疗[10]。

我们知道，ADHD 非药物干预从中长期来说影响极大，比如认知行为疗法、正念干预、心理咨询等。具体包括针对注意力、记忆力、冲动抑制功能等的认知训练，还有特定行为的干预。这些治疗主要帮助孩子管理自己的行为，增强与他人互动的能力，处理与 ADHD 相关的情绪问题。我简单列举一些干预的方向和例子。

（1）执行功能中微小技能的训练。比如：

图片式任务表（将任务清单以醒目方式列出，自觉启动任务，完成后一项项划掉）；

图片加强记忆法（变化记忆信息的方式）；

优先排序（判断当前事务孰轻孰重）；

反应抑制（行动之前先思考，必要时的情绪调节）；

组织安置物品（有秩序有条理地放置物品的能力）；

时间管理（理解时间的重要性，如何安排时间以按时完成各项任务）；

反省认知（自我监督和自我评价）；

适应力（包括修改计划的能力和对环境变化的适应能力）；

有目标的坚持（以自己的方式时刻提醒自己坚持到目的地）。

（2）在教室里优先排座。ADHD孩子一般都是坐在老师的附近，能时时被提醒。

（3）经常让孩子重复或者复述一下重要信息。

（4）有按部就班的日程表，让孩子对每日的任务有预期。

（5）把大任务或者大作业分解成多个小任务或小作业，做完一项休息一会儿。

（6）将学校和家庭的规则清晰列举，严谨执行和遵守。

（7）允许孩子多次小休息。

（8）经常提供反馈和给予正向的表扬，让孩子清晰地感觉到哪些行为是被认可的。

在小学阶段对 ADHD 女孩的心理教育和干预措施应该重点针对她在学校、家庭和社交活动中遇到的实际困难和挑战，比如在学校里难以保持注意力，组织能力差，时间管理能力弱，无法优先排序，还有社交中的人际冲突管理能力弱、情绪不稳定、焦虑、痛苦，等等。与男孩相比，女孩的表现可能不那么明显，但是她们在控制冲动方面的挣扎会以不同的方式表现出来，比如情绪失控、愤怒、故意自残等。进入初中之后，ADHD 女孩的最佳治疗方案是认知行为疗法（CBT）和心理教育，而且孩子可以独立接受这些训练和教育。

能否有效地辅助到女孩，核心就是家长们能否找到困扰孩子（引发孩子情绪或者行为）的问题根源，并共同寻找到解决问题的策略方法。此外，拥有沟通顺畅的亲子关系，让女孩始终感觉到母亲的怀抱或者父亲的肩膀，是可以永远依靠的温暖港湾，而困扰她的其他问题都是暂时的，会慢慢地自然地代谢掉。好的亲子关系有一招"制敌"之术，很多家长并未清醒意识到这点，也缺乏认真的反省和学习。

在本章的最后，我想聊聊青春期女孩，尤其是 ADHD 女孩，常遇到的一个问题，那就是化妆和穿着问题。

穿衣打扮是我们与外界沟通的手段之一。它以一种无声的方式向外界传递着一个信号：我是个什么样的人。

青春期的女孩，如果在着装打扮上突然变化了：穿着越来越暴露，妆化得很重，或者像小雪似的突然包裹全身。在父母的眼里，肯定是不好看的。我们成年人都知道青春本身就是最美的，胶原蛋白满满、弹指可破的皮肤，还未完全消失的婴儿肥，额前的小碎发，粉嫩的小嘴唇，这世上哪有什么脂粉和妆容可以替代这种天然的美呢？可是，我们的孩子不这样想。

青春期女孩的着装和妆容，大多并不是打扮给某个人看的，也不是要对镜顾影自怜，而是为了给其他女同学评价用的。不同的着装和打扮，会赢得不同的反馈，而她所处的圈子给予什么样的反馈，基本就决定了她会钟情于什么样的着装打扮的风格。

所以当孩子的打扮风格突然大变，而且是朝着令父母纠结的方向改变时，父母们应该绕开打扮这一现象，探究孩子的脑子里在想什么，她平日一起玩的朋友们都是谁，孩子在学校里遇到什么挑战没有，或者，这是她想和父母"对着干"的信号。着装打扮上的变化，显示的是心理上的变化。

不能排除一个比较常见的原因，就是孩子用父母不能接受的穿衣打扮风格来告诉父母："我不是你们心中的完美小孩。你们死了这条心吧。"如果出现的是这种对抗的情绪，那父母们要解决这个问题的关键就是"重塑关系"。这说明你们之间的摩擦信号已经升级，以前可能就是小战争不断，这次如果解决不好的话，定会引发大战争。青春期的冲突可能呈现在很多方面，比如学业上、情绪沟通上、时间管理上等。当多方面冲突发生时，父母们心中应该有数，捡重点来应对。对于新出现的着装打扮问题，在优先顺序上，它能排第几？我们不可能一下子在所有的"战役"中取胜，只能按照优先顺序一件件来解决，必要时，在不重要的"战场"上主动失败。

我们还应该看到如今的孩子承受的压力，尤其是同龄人给的压力，是很大的。她在自己的社交圈子里，如果不能引导潮流，她会选择"趋同"，这样可以免受更多的压力。如果父母此时在着装和打扮上按照自己的理念逼迫孩子的话，可能会引发强大的反弹，因为父母要求的着装可能在她的社交圈子里成为别人的笑柄。所以如果孩子的服装不是太过分的话，父母们应该弹性应对，耐心等待孩子自己去调整风格。与其激烈争吵美丑，甚至掺入道德观，不如积极探讨青少年的服饰潮流，一起去购物，反主动为被动，让孩子帮忙点评自己的穿着，在不经意之中去分享审美观，在自然场景下去分享时间和场合与着装的关系，着装如何向外界表达自己的身份信息。比如过于暴露的衣服，它传达的信息是"性感"，那么性感会被什么人注意到呢？当然是异性。那么凭借性感吸引来的异性，一般都是什么样的人呢？他们好吗？在一起做朋友和谈恋爱，合适吗？这些问题可以引导孩子去思考。

其实每个孩子，在成长过程中，都不同程度地在穿衣打扮方面迷失过。如果孩子的穿着打扮不过分的话，我建议父母先别急着管，让孩子自己学会调整。母亲可以经常赞美女儿的青春，比如"你的头发颜色好美啊，在阳光下竟然是金褐色的""妈妈真羡慕你的眼睛，那么清澈明亮，黑白分明""你的麦色皮肤是西方人最为羡慕的""你脸上的肉肉好可爱，真想咬一口"。其实孩子不断尝试新的穿衣打扮风格，也是因为她们喜爱自己的身体，想让它看起来更加有魅力，父母们首先要认可这一点，然后在追求共同目标的道路上以"支持"来执行"干预"。

孩子如果开始化妆，但是化妆痕迹太浓，或者过度化妆的话，母亲可以找个孩子认可的会化妆的阿姨，或者找一位信得过的专业化妆师，来教孩子如何化妆才能彰显最美丽的自己。

以上所有的建议，都没有这一条来得重要：亲子关系。这也是我和小雪的父母沟通最多的点。日常母女父子之间，如果培养好了自然融洽的沟通基础，在孩子成长过程中，当任何异常情绪或者不良行为出现"苗头"时，父母是极容易引导孩子的。"她和你的关系好，才会听你的话"，这对于帮助 ADHD 女孩顺利度过青春期尤为重要。"及时关注并认可她的情绪，给予精神上的支持，同时帮助她学会辨识自己的情绪，尽量避开环境中令她不开心的刺激因子，以及不断练习管理情绪的技巧，比如深呼吸。"

参考文献

[1] YOUNG S, ADAMO N, Asgeirsdóttir B B, et al. Females with ADHD: An expert consensus statement taking a lifespan approach providing guidance for the identification and treatment of attention-deficit/ hyperactivity disorder in girls and women[J]. BMC Psychiatry, 2020(1):404.

[2] GRIFFIN M J. Do boys and girls show the same signs of ADHD? [EB/OL][2022-05-18].https://www.understood.org/en/articles/do-boys-and-girls-show-same-adhd-symptoms.

[3] HINSHAW S, KRANZ R. The triple bind: saving our teenage girls from today's pressures and conflicting expectations[M]. New York: Random House Publishing Group, 2009.

[4] HINSHAW S P, OWENS E B, ZALECKI C, et al. Prospective follow-up of girls with attention-deficit/hyperactivity disorder into early adulthood: continuing impairment includes elevated risk for suicide attempts and self-injury[J]. Journal of Consulting and Clinical Psychology, 2012(6):1041-1051.

[5] SIBLEY M H, SWANSON J M, ARNOLD L E, et al. Defining ADHD

symptom persistence in adulthood: optimizing sensitivity and specificity[J]. Journal of Child Psychiatry and Psychiatry, 2016(58):655-662.

[6] SONG P, ZHA M, YANG Q, et al. The prevalence of adult attention-deficit hyperactivity disorder: A global systematic review and meta-analysis[J]. Journal of Global Health, 2021(11):04009.

[7] RASMUSSEN K, LEVANDER S. Untreated ADHD in adults: are there sex differences in symptoms, comorbidity, and impairment? [J]. Journal of Attention Disorders, 2009(12):353-360.

[8] EDVINSSON D, Lindström E, BINGEFORS K, et al. Gender differences of axis I and II comorbidity in subjects diagnosed with attention-deficit hyperactivity disorder as adults[J]. Acta Neuropsychiatrica, 2013(25):165-174.

[9] KLEIN R G, MANNUZZA S, OLAZAGASTI M A, et al. Clinical and functional outcome of childhood attention-deficit/hyperactivity disorder 33 years later[J]. Archives of General Psychiatry, 2012(69):1295.

[10] Centers for Disease Control and Prevention. Data and Statistics About ADHD, https://www.cdc.gov/ncbddd/adhd/data.html.

第❹章

婚姻中的 ADHD 成人

　　语速很快，"眼窝浅"，说哭就哭，说笑就笑。每2~3个月换一份工作，辞职的动机从来与薪资无关，均是人际关系带来的困惑和不开心。比如，上一份工作，她自认为业绩很突出，只是没有严格遵守公司规定的从业规范，她受到了领导的严厉批评，可她认为自己把一件困难的事情办成了，应该受到奖励，起码要有口头表扬，她一赌气就辞职了。

　　丽娜上小学的时候，拿过 ADHD 的诊断，那时候吃一种叫"盐酸哌甲酯"的药，大家都叫它"聪明药"。她平时不吃，就考试前吃。后来工作后，她就没再吃了。她善沟通，虽然频繁更换工作单位，但是近几年来一直在猎头行业里混，工作能力突出，在业界也算小有名气，每个月的工资有几万块。自从进入了猎头行业，她深刻体会到了频繁换工作的弊端，于是硬性要求自己，即使再不开心，也要挺个1~2 年再辞职。

　　然而，工作 10 年下来，她没有一分钱存款，还欠了网贷平台几万块钱。具体欠了多少，或许她自己也说不清，或许她不想让我知道。

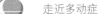

她说有时候下载一个软件，里面就有贷款功能，想也没想就借了，后来有的软件都卸载了，欠的钱就真的统计不清楚了。

"你的工资一般用在了什么地方？"

丽娜觉得钱就是不禁花。每个月也就吃吃、买买、去健健身，不够用。

丽娜今年32岁，不久前和男友领取了结婚证。他们用男友的积蓄，还有从丽娜父母那边要了些钱，看好了新房，交了首付，购房手续也启动了，目前贷款在审批中。

丽娜终于说到了正题："我老公已经几个星期不理我了。他以前知道我有借钱的习惯，领结婚证之前，他问我是否还清了，我顺口说还清了，因为我想就几万块钱嘛，我节省一点，几个月的时间，也就还掉了。结果在办理贷款的时候，我被人调出单子，发现还有几万块钱的欠款，而且欠得零零碎碎的，于是影响了银行贷款审批的正常进度。我老公大怒，觉得我欺骗了他，就离家出走了。我向他道歉，但是他就是不理会我。"

丽娜说到这里，不服气地说："就几万欠款，我的工资还起来不费力气的。我老公的毛病也很多的。他说话特别难听，经常对我使用批评和侮辱的言语。他对我完全不信任，说我不靠谱，怀疑我外面还有更多欠债。"

我问丽娜："你爱你先生吗？"

这个问题好像把她问住了，好像很难用"是"或者"不是"来回答。她认为自己也想要个家庭，但是和男友同居几年下来，吵架非常频繁，大事小事上都会吵，似乎三观严重不合。

"那想过要个小孩吗？"

丽娜突然激动起来："想过，可是我有 ADHD 这个毛病，如果生的小孩遗传了怎么办，我不想让他经历我曾经经历过的，太痛苦了。"说着，她的眼睛红了。

我告诉丽娜，ADHD 的成因中，遗传因素的确占比很大，但是因为这个不要孩子，她可能将 ADHD 这个"障碍"想得严重了。其实，生一个什么毛病都没有，成长过程一帆风顺，该学习时爱学习，该成熟时就自然成熟，青春期时没烦恼，恋爱、婚姻水到渠成的孩子，我感觉这个概率太低了。ADHD 虽然是神经系统出现了障碍而导致孩子注意力不集中，做事冲动等，但是 ADHD 孩子所经历的"磨难"，如果有来自理解他的父母的大力支持，如果有老师们的理解和适当的扶持，随着年龄的增长，他如果学会了实用的自我管理和情绪管理等技巧，ADHD 成人会闪闪发光的，"就像你一样"，我对丽娜讲。"即使孩子也有 ADHD，但是比起其他父母，他有你来做母亲，是他的幸运，因为你懂他。"

ADHD 到底算不算是个病症？我觉得"病症"这个词，重了。ADHD 可以形容为有共同特质的群体。我们应该重视 ADHD 人群成长中的困惑，同时也不要夸大 ADHD 症状对实际生活的影响。

哭过笑过，丽娜临走时的心情比来时愉悦些，但是仍旧有一桩事重重地压在她的心头。她还是忍不住问我："您可否约谈一次我先生？起码，您可以和他讲讲 ADHD 的一些特点。"我不忍心拒绝她，答应了，但是告诉她我会采取心理咨询的方式，主要听听他的困惑，但是不会触及婚姻咨询，那不是我的专业和专长。

李先生很精干，语速也是非常快。我的第一感觉就是这两个人，无论从智商、口才，还是性格方面，可谓棋逢对手，我的脑子里都能看到他俩吵架时唇枪舌剑的"精彩"画面。

李先生谈起新婚妻子时,连连摇头,他直接说出了矛盾的核心:"无法再信任"。他觉得丽娜攒不下钱来。决定结婚前,他们深谈了一次,丽娜意识到自己的借贷问题,同意结婚后每个月上缴 2 万块给丈夫,负责还房贷还有生活支出。截至目前,这个协议只执行了一个月,而这个月丽娜只给了丈夫 1 万块。李先生问及原因,丽娜说这个月有些特殊支出,以后不会了。我问李先生会不会是丽娜在偷偷地急于还清网贷,李先生苦笑了下:"如果是这样,我就能原谅她了。我查了她的花销,全部是吃喝玩乐方面的花销,贷款一分钱没还。"

李先生并不相信丽娜口中的欠款金额,他认为应该不止几万块。丽娜借钱的途径,非正常人能理解并且触及。"那就是埋下的一颗颗定时炸弹,我承受不起一次次的刺激。"

李先生认为自己和丽娜领取结婚证这个举动还是冲动了。他的事业很忙,他很希望丽娜能够多分担一些家务,但是几年的同居生活下来,丽娜对于做家务不但没有丝毫兴趣,而且生活规划方面一团糟,关键是还撒谎。李先生曾经试图引导丽娜多关心下家务事,有一次周末,李先生需要加班几小时,他出门前嘱咐丽娜打扫下房屋,洗洗衣服,丽娜答应了。李先生回家后看到家里挺整洁的,还暗自欣慰,结果后来发现自己的衣服被放错了柜子,才怀疑这家务不是丽娜做的。逼问下,丽娜承认是花钱请了临时保洁上门打扫。

李先生说类似的事情层出不穷,丽娜一次次的谎言被拆穿后,他很难对她再建立起信任。

李先生絮叨了很久,我一直听着,直到他问我:这些是她的先天性格,还是成长经历造成的?丽娜和父母的关系一直很僵。丽娜将所有自己的问题都归咎于父母当初的逼迫和否定。

我和李先生分享了 ADHD 成人可能会有的一些典型症状，以及背后的根源。

有的 ADHD 成人在日常生活中不太有条理，东西比较乱，启动一项任务时有难度，即使启动了，在合理或者规定的时间内完成可能也有难度。

有的 ADHD 成人脑子里经常会想东想西。比如有个 ADHD 成年女子这样讲述自己的故事。她在高速上开车，脑子里经常会浮想联翩，比如看到右边有辆卡车，她就会开始想象：如果卡车撞上我怎么办？我可能会被夹在中间的隔离石墩上，可能会流血，我肯定得报警，再打电话给家里；如果急救车进不来怎么办？这种浮想联翩，对于她是经常发生的事情。

还有一个 ADHD 成人描述自己的一次经历。他坐在一个办事机构里的等候区，后面有个人在吃东西，那一瞬间他突然觉得自己难以忍受，他当时把拳头都捏紧了，真想回头揍那个吧唧嘴的人，但是他知道如果真那样做了，他就得进警察局。过了几分钟后，那种难以控制的愤怒感觉没有了，他说自己常有这种情绪上的突兀变化，完全不受他的控制。

还有位妻子（典型人群）讲述她的 ADHD 丈夫带给家庭的困惑。丈夫的短期记忆不好，经常忘事，因而和妻子及孩子常常因为不守承诺或者记忆上出现了偏差而吵架。吵架时丈夫的情绪会急速升级，甚至失控，那一瞬间，他暴躁得似乎想要撕毁整个世界，令妻子孩子感到恐惧，这给日常的沟通增添了很大的难度。

ADHD 人群在成长的过程中，因为内心掌控有序的能力缺乏，导致他对自己拥有的结构性的环境极为敏感，一旦失去一点，他会觉得一切都被毁了，这是非 ADHD 人群通常不能体会的地方。

以上提及的症状，不是每个 ADHD 成人都有，可能有一两种或更多种，但是他们有个共同的症状，就是脑子里的事情很多很乱，一下子很难将注意力集中到应该去完成的事情上，还有，性格容易冲动。

我在实际案例中遇到的几个 ADHD 成年男子，都有过冲动下的过激行为，比如砸车子、喝酒喝到吐血、练举重把膝盖半月板都磨薄了等。他们做起事情来有些发狠，情绪上来的速度非常快，但是冷静下来后，他们会自我反省，并深深地自责。

但是，ADHD 成人由于自己的特质，如果找到了感兴趣且适合的工作，他特别容易出成绩。我们大致列举下适合 ADHD 成人的职业类型：

●饱含激情的职业。比如社会工作者、健身教练、心理学家、特殊教育老师、作家、医生、护士、兽医、神职人员。

●高强度职业。比如侦探、警察、重症室护士、紧急调度员、体育教练、消防员。ADHD 群体容易被强度所吸引，他的激情腾发的速度快，类似生命悬之一线的工作会令他有紧迫感，他特有的激情和快速反应会令他表现出色。

●特别有结构性的职业。比如军队、项目经理、数据分析员、律师、软件测试员、会计、保险报销员、银行出纳员、工厂流水线工人等。

肯定有人会问，ADHD 成人本来就缺乏专注力，这么枯燥的工作，哪里适合他？但是这些工作的共同点是工作流程单一，循规蹈矩，而且任务明晰，没有什么灰色地带，没有期望值的问题。比起那些过于灵活、结构松散的工作类型，ADHD 成人在掌握了一定的自我管理技能之后，更容易应对结构性强的工作。结构过于灵活的工作，会让 ADHD 本来不太擅长时间管理的弱项突出。

●节奏快的职业。比如急诊科的护士、外科医生、消防员、学校的教师、牙医助理、零售店的工作人员等。ADHD 人群的想法是快速变化的。他们在节奏快的环境下会更加享受，比如在学校里和幼儿园里，人要一直动来动去，比如书店里的工作人员要走来走去，间歇遇到不同的人，要解决不同的事情。这类的工作，对于 ADHD 群体来说，就比较有趣些。

●创造性的职业。比如音乐家、画家、舞蹈家、演员、发明者、时尚设计师、机械师、制图员、室内装潢设计师、建筑师等。这些工作需要一定的创造力和解决问题的能力，部分 ADHD 成人会更加胜任。

●独立的冒险者。比如股票交易员、职业运动员、企业家、建筑工头、软件设计师、赛车手、飞行员等。有些 ADHD 人群喜欢冒险，喜欢创新思维，所以独立运作时会出成绩，但是工作的性质一定要是 ADHD 人群所喜爱的，因为独立运作也意味着要会做计划，会组织，以及自我激励，这些也是 ADHD 人群的弱项，所以需要他们对工作本身有热爱和激情。

"ADHD 人群独立运作时更容易出成绩。"我对李先生说。

李先生表示非常赞同。他说疫情期间，他们俩都在家里办公，他眼见丽娜做起猎头工作来，慷慨激昂，说服力超强，她一个月竟然赚了 10 来万的佣金。"她很会'盘'人的，我觉得这么多年没分手，和她'盘'我的能力有关。"李先生哭笑不得地说。

"撒谎，可能与经常被批评和指责的成长环境有关，还有内心的自卑。"当然，我认同了李先生的观点，一个人长期使用谎言，哪怕是很小的日常琐事，也会对关系造成重大破坏，而再要去改善一个不信任不可靠的关系，所需的努力更大。

"与 ADHD 人群结合，在婚姻中，还要有什么样的心理准备？"李先生不甘心地问。

我说："你可能会感到孤独、被忽视、婚姻不被对方重视。你可能会感觉到很累，因为自己似乎在照顾着一切，对方似乎没有承担婚姻中的任何责任。你可能觉得对方从来不兑现承诺，而你总是被迫提醒对方，结果你的唠叨和抱怨，还令对方感到经常被你批评和误解，而使得她渐渐远离亲密的关系。可是，你仔细想一想，当初是被她的什么特质吸引的呢？"这句话，我问过几个婚姻中的非 ADHD 伴侣，他们都会提到自己的 ADHD 配偶，很聪明、机灵、爱讲笑话、有激情，总之，当初是被这些特质吸引到的。

我们常常以为和伴侣在一起的时间久了，就很了解对方，尤其了解对方的行为和意图，其实这会成为与 ADHD 伴侣沟通的障碍。当一个人在情绪高涨时说话，他的意图和表达出来的效果之间，可能有很大的偏差。我们要想理解到他们的真正意图，首先得去理解他们在平静时的表达，然后重述和询问，这样倾听的效果会客观很多。

对待 ADHD 伴侣的行为表现时，非 ADHD 伴侣的反应一般是两种，要么为合作和妥协打开了大门，要么引发了误解和进一步伤害感情，几乎没有中间状态。

我不得不对李先生坦诚，我提到了丽娜对他的反馈：他的口头攻击非常严重。李先生很善意地接受了，他也觉得自己说话是太狠了，有时候感觉自己是故意的，以为必须要刺痛对方才能看到效果，但是事实是，效果一直适得其反。

在任何一种关系中，如果我们能够用鼓励对方的正向行为来代替攻击对方的负面行为，多多看到和认可对方的努力和进步，哪怕一点点，我们都是给双方指明了一条走向健康关系的道路。

夫妻间的沟通，如果能绕开对方的言行，而多关注下对方的意图，关注力就会放在更加正确的位置上。不要试图改变或者"养育"我们的伴侣，那样只会把关系渐渐推向万劫不复。

第**5**章

ADHD 的智力测试

　　和玲玲及其家人的见面，我安排在了离他们比较近的一位朋友家里。朋友家有两个可爱的小男孩，一个 3 岁，一个刚会走路，1 岁。玲玲一进门，便对两个活泼好动的小弟弟发生了兴趣。当 1 岁的小弟弟差点跌倒时，玲玲快跑一步接住了他，然后帮他把地上的玩具拾起来，交给了弟弟，还爱抚了一下他的头。

　　玲玲 8 岁，有些害羞，但是眼神清澈机灵。她的妈妈从带来的文件夹里拿出了一叠玲玲的检测报告，50 多页，是两年内在三家不同的机构做的三次测试。玲玲得到了几个不同的评估，其中有"注意力边缘""眼睛融像功能异常""感统失调""智力发育迟缓""整体发育水平低下"，等等。玲玲的父母最无法接受的是两次智力测试的结果，一个是 50 多分，一个是 70 分，玲玲的智力低下，似乎已无悬念。

　　虽然玲玲现在上小学二年级，整体学习状况不好，但玲玲妈妈在玲玲是不是"笨"这个问题上很纠结，因为在实际生活中，玲玲的很多表现都很机灵，"她为人处世很得体，很有礼貌，解决突发问题的能力很强"，玲玲妈妈这样描述她。

我注意到玲玲接受的是韦氏儿童智力测试，是第四版。第四版是 2003 年发行的。现在美国广泛使用的是 2014 年发行的第五版，但是第四版也仍被使用，而且也被广泛认为是可靠并有效的。第五版和第四版的大体框架没有太大差异。第五版去掉了第四版中的两个分测验：图片完成和文字推理，但是增加了三个分测验：数字重量、视觉拼图和图片广度。

韦氏儿童智力测试全名称叫作 Wechsler Intelligence Scale for Children（WISC），测试对象为 6~16 岁的学生。这个测试在美国被当作进入天才儿童项目的依据，以及用来分析学生们在认知上的强项和弱项。具体选择包含多少个分测验会因测试的目的而不同，一般来说，整个考试可用时 45~80 分钟。

韦氏第五版通常包含 10 个基本量表或者 7 个全量表，其中这 7 个重叠的量表分别是：①言语理解——相似性；②言语理解——词汇；③视觉空间——方块设计；④流体推理——矩阵推理；⑤流体推理——数字重量；⑥工作记忆——数字广度；⑦加工速度——编码。余下的 3 个基本量表是：①视觉空间——视觉拼图；②工作记忆——图片广度；③加工速度——符号检索。

韦氏第四版的测试结果给出 1 个全量表的 IQ 分数，以及 4 个方面的分数。这四个方面分别是言语理解（测试表达和接收语言的相关问题）、知觉推理（测试非言语或者视觉空间的推理技能，是些不需要用语言来操作的题目，比如重建积木模型或者矩阵拼图等）、工作记忆（测试孩子记忆刚听到的信息并且使用这个信息的能力），以及加工速度（测试完成一个任务所需要的时间）。这些分数都是换算过的合成分数，而 90~109 分为分数的平均值，意思就是正常的智商范围。

韦氏第五版使用上述提到的 10 个基本量表，然后每两个量表用来测试出 1 个分数，所以共有 5 个方面的分数。韦氏第五版是把第四版中的知觉推理细分为两部分：视觉空间和流体推理。其中，视觉空间是测试在非言语的任务中，让学生旋转或者组织形状。在这个方面分数低的学生通常会被预测数学方面会有挑战。流体推理是测试利用推理来解决问题的能力，通常不是依赖以前学过的知识来推理的那种。这个方面分数低的学生，我们通常认为他们的归纳和概括能力差些。言语理解方面分数低的学生，我们通常预测他们在阅读方面或者学业成绩方面有挑战。工作记忆是测试孩子保持聆听的专注力。当然，加工速度与工作记忆又是息息相关的，如果孩子的短期记忆不好，那么加工速度也快不了。

虽然韦氏测试工具总体来说是可靠且有效的，但它不完美，也不是万能的，有时它的分数并不能反映真实情况。举个例子，6~7 岁小孩的测试分数，可能会因为他们没有成熟的考试经验而受影响。刚刚接触这种形式的测试，他们会因为心理恐惧或者紧张，或者因为考试时间太长而坐不住，或者没有等待看完选项就脱口而出错误的答案等原因，而导致测试出来的分数低于他们的实际水平。还有 ADHD 的孩子，测试中的工作记忆和加工速度本来就是他们的软肋，这个测试帮助我们注意到孩子是否有 ADHD 的问题，但是它会拉低他们的总智力分数，而这并不符合他们的实际智力情况。韦氏智力测验更加不能检测出自闭症儿童的准确智力分数。他们往往需要一些额外的非言语方面的测试来综合评估他们的实际智力水平。

最后，建议类似的智力测试，一年只能做一次，而且，必要时才去做。

一般的智力测试，只能测量出实际智力的一部分，它是基于特定测试的估计，而所有估计都可能有误差，不能直接反映一个人的实际智力。事实上，实际的智力是无法被测量的，而致力于对大脑做针对性的刺激、增强神经回路连接的一些训练，证明是可以提高智力测试分数的。

智力测试本身是有用的，比如我们使用韦氏试卷来确定一个孩子是否有学习障碍并符合个别化教育方案（IEP）的条件。我们根据孩子被测试出的智力范围进行判断，比如孩子是平均智商（90~109 分）或者更高，但是他在具体的核心科目如阅读、写作或数学等方面的认知测试中分数却低于平均值，则该孩子可能有学习障碍。但是如果孩子的智力分数低，并且测试的核心科目的水平也远远低于平均水平，则可以猜测干预可能对孩子没有帮助，因为他／她正在以自己的能力学习着。所以可以说，如果我们认定孩子是一个"学习缓慢的人"，这将意味着在他整个学生生涯中，大家对他的期望值会低，当然这不一定是好事。这种情况下，对孩子每年做一次全面的认知评估，是非常必要的。

我们除了会对孩子做智力测试外，还会评估他的适应性行为。测试内容根据孩子的年龄和文化背景而涵盖不同的内容，比如自我护理、简单家务、安全隐患认知、沟通重要信息、乘车能力等。我们通常认为智力正常的人，他的适应性行为也应该发展正常。如果两个测试的结果出现了脱节，我们就会去寻找原因，这时自闭症可能就是需要排除的因素之一，当然还会存在很多其他的可能因素。举个例子，高功能自闭症儿童对于某些核心课程的学习速度很快，但是对一些简单的生活技巧却很难理解和掌握。而有些轻微智障的儿童，他的适应行为可能很不错，在某些任务上的表现甚至比智力正常的人还要好。这两个例子足以说明拿到智力测试的分数只是评估的开始，而不是结论。

除了韦氏报告，我根据咨询过的家庭提供给我的智力测试报告，还看到过比奈（Stanford-Binet Intelligence Scale）、瑞文（SPM，英式的智力测试）等。比奈是比较古老的一种测试方法，以前用来测试天才儿童，后来也用来测试学习障碍。当口语和非口语分数之间出现差异时，可初步诊断出学习障碍。瑞文是非文字智力测验，以图形为主，主要测试推理能力和空间想象力，很像测试儿童的流体智商所用的方法。

人们普遍意识到智力测试工具的局限性，尤其是针对特殊人群时。例如 TONI（Test of Non-verbal Intelligence）是目前对自闭症群体普遍使用的智力测试工具之一。TONI 测试的设计试图去除语言、听力及运动障碍的影响，对被测试对象的工具使用能力、因果关系的理解、解题能力及适应行为进行测试，但它也只是个单维的测验。即使在非语言的测试中，自闭症孩子也会因为焦虑、困惑、感觉处理或者运动障碍而考砸。一般在感官友善一点的环境里，在熟悉的成年人的引导下，再加上点激励措施，自闭症儿童的测试表现会好些。

所以，不管使用多么厉害的智力测试工具，家长们都应该结合孩子的实际情况，对其结果持有一定怀疑和独立判断的态度。智商测试在测试孩子的思维能力方面可能很有限，很多时候他们实际是在测试孩子的信息处理能力，而这些信息处理能力（视觉、听觉以及视觉／动作处理）是可以干预的，所以智商测试的分数是可变的。错误的依赖测试结果会降低对孩子的期望值和限制孩子获得适当的发展机会。

更有说服力的智力评估应该基于对孩子在不同场景、不同任务及日常运作中的表现做出功能性的评估。

我们再看看智商高低是如何被定义的。在智商测试中，我们通常用 130 分、100 分、70 分来作为节点。IQ 在 70 分以下的一般视为智力障碍，超过 130 分的视为高智商，超过 140 分的可以视为天才。

130 分和 70 分的数值是在智商两端分别截取了 2% 的人群后确定下来的。目前有很多套所谓权威的智商测试，有的题目是图片式的，有的是文字式的，比如 BMI 就是采用图片式，它由五部分组成：视觉感知（学习能力和汲取速度）、抽象推理（人的流体智力，它不受以前的教育经历、社会背景和生活经历的影响）、模式识别（迅速梳理复杂事物的能力）、空间定向（原始智商）和分析思维（识别和解决问题的能力）。这个成人的智力测试，很明显地反映了一个问题：智商是同时受先天和后天影响的结果。

许多研究表明，智商测试并不能很好地预测一个学生学习东西是容易还是难，以及发展书面语言（阅读和拼写）的难易程度。相反，口语能力（听和说）被认为是阅读和拼写的最佳预测指标。对于年龄较小的孩子，有关语言发展的信息来自父母的反馈，有口语学习能力的信息来自老师的反馈，可能更能说明孩子的智力水平。对于年龄较大的学生或成年人，过去在学校或工作中取得的成就可能至少表明他们的平均智力。这个结论尤其适用于阅读障碍者（比如本章中的玲玲，这个后续会谈论到）。

简单来说，对于自闭症、阅读障碍症等人群来说，他们先天的沟通障碍或者阅读障碍，用正常世界里的正常方法来测试，结果一定是有误差的，或者偏颇而不全面的，会有一部分人被误判为低智商，所以，家长拿到孩子 70 分以下的分数时，不要慌张，孩子是不是智力低下，其实家长心里是有数的。我们举个例子，电影《阿甘正传》里的阿甘，据说是 75 分的智商。家长们可以拿他做个粗糙的参考。

我觉得有必要把"智力障碍"的定义再介绍下。智力障碍是指一个人在心理功能和技能（例如沟通、照顾自己、社交能力）方面有一定限制时使用的术语。这些限制将导致儿童学习和发展的速度比一般儿童慢。

智力障碍儿童（有时被称为认知障碍）可能需要更长的时间来学习说话、走路和独立生活能力，例如穿衣或进食。他们可能在学校学习有困难。他们会学习，但是需要更长的时间。可能有些事情他们永远学不会。

医生发现了许多导致智力障碍的原因。最常见的是：

●遗传条件。由父母遗传的异常基因、基因结合时发生的错误或由其他原因引起。遗传病的例子有唐氏综合症、脆性 X 综合征和苯丙酮尿症（PKU）。

●怀孕期间的问题。如果婴儿无法在母亲体内正常发育，则会导致智力障碍。例如，婴儿的细胞随着生长而分裂的方式可能存在问题。在怀孕期间喝酒或感染风疹的妇女也可能生出智力障碍婴儿。

●出生时的问题。如果婴儿在分娩和生产过程中遇到问题，例如得不到足够的氧气，则可能导致智力障碍。

●健康问题。百日咳、麻疹或脑膜炎等疾病可能导致智力障碍。还可能是由于极度的营养不良（饮食不当）、没有得到足够的医疗护理或暴露于铅或汞等有毒物质中引起的。

智力障碍既不传染，也不是一种精神疾病，如抑郁症。智力障碍无法治愈。但是，大多数智力障碍儿童可以学习做很多事情。与其他孩子相比，这只会花费他们更多的时间和精力。

智力障碍的症状，或者说具体表现都有哪些呢？

比其他孩子学会坐起来、爬行或走路的时间晚；

说话晚，或说话有困难；

很难记住事情；

不知道如何付款；

无法理解社会规则；

很难预判行动的后果；

解决问题有困难；

在逻辑思维上有困难。

智力障碍主要是通过两个方面来诊断的：一是人的大脑学习、思考、解决问题和理解世界的能力 [称为智商（IQ）]；二是人是否具有独立生活所需的技能（称为适应性行为或适应性功能）。

而适应性功能包括但不限于日常生活技能，例如穿衣、去洗手间和养活自己；沟通技巧，例如理解所说的话和能够回答；与同龄人、家庭成员、成年人和其他人的社交技巧等。

在美国的《残疾人教育法》（IDEA）中，对残疾的定义都突出了这两个方面。IDEA 是联邦法律，指导如何为有障碍的婴儿、学步儿童、稍年长儿童和青少年提供早期干预和特殊教育服务。在 IDEA 中，"智力障碍"的定义如下：

"……明显低于一般的智力功能，与适应行为的缺陷并存，并在发育期出现，对孩子的教育产生不利影响。"

我使用了在本书其他章节中详细介绍过的各类问卷和测试方法，对玲玲做了基本的评估，这里不赘述。我还测试了玲玲对听力阅读理解和书面阅读理解的能力，发现她在这两方面相差不止两个水平。也就是说，玲玲对于听力文字的理解能力很强，我读过一遍的故事，然后用各种阅读理解式的问题来测试她对故事的理解和应答能力，她的理解和应答能力符合她的年龄，但是当她自己在阅读简单了很多的小故事时，她表现出来典型的阅读障碍症特征，而且读后基本不能理解文字的意思。我又让玲玲带着两个小弟弟玩玩具，观察了一阵后，我对玲玲的父母说："我敢肯定玲玲的智商没有问题。我怀疑她有阅读障碍症的倾向。"

半年后，玲玲的妈妈发来了信息："老师，谢谢您第一时间告诉我们玲玲的智商没有问题，今天孩子在北医六院测试，评估结果是阅读障碍症。幸好这半年来，我们使用了您推荐的一些方法帮助她学习，现在，她基本能跟上班级的进度了。"

比起智力障碍的诊断，这算是好消息，我为玲玲和她的父母高兴。要知道，阅读障碍症是只有智力水平在平均值及以上的人才可以拿到的诊断。

ADHD——与阅读障碍症共患篇

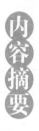

内容摘要

　　该部分收录了 4 章内容。

　　第 1 章讲述了一个很典型的阅读障碍症与 ADHD 共患的小男孩案例。该章借着此案例展开了对阅读障碍症的概念、评估流程、与 ADHD 的区别、它在字母体系和汉字体系里的大脑神经连接差异上的区别、基本发病率等方面的介绍，最后根据小男孩的实际挑战，分享了冲动控制和自我管理技能上的培训策略。关键词条：阅读障碍症，阅读测试，评估流程，阅读与说话的区别，阅读神经线路，字母体系，汉字体系，冲动控制，自我管理。

　　第 2 章讨论了 ADHD 与阅读障碍症的关系、对彼此的影响、共患概率，左撇子与阅读障碍症的关系，阅读障碍症的基本干预方向，培养阅读习惯的方法，是否纠正左撇子的问题，学习外语的挑战，以及如何在学校里和家庭内辅助阅读障碍症共患 ADHD 的孩子。关键词条：画画，共患概率，左撇子，干预，阅读习惯，辅助，学习外语。

第3章借助一个有肠道问题的孩子的案例，展开了对左撇子、阅读障碍症、免疫失调与 ADHD 表现的多元关系的论述。该章讨论了特殊儿童群体中常见的肠道健康与多种精神疾病的关联，讨论了肠漏和肠脑轴、过敏和食物不耐受等方面的理论，以及家庭食物结构的改善方法。关键词条：左撇子，阅读障碍症，免疫失调，肠道，麸质和酪素，过敏原，过敏，食物不耐受，肠漏，肠脑轴。

第4章讲述了一个一直未了解过阅读障碍症的典型阅读障碍症高中生的案例。文中介绍了其与阅读障碍症和 ADHD 各自相关的症状和表现，介绍了阅读障碍症人群的优势，讨论了读书和学习的多种方式，如何提高阅读能力，如何利用科技辅助学习。关键词条：汉字书写，脑神经障碍，学习外语，优势，辍学率，读书，科技。

第**1**章

坐零排的淘气鬼

小刚今年上小学二年级,我们先来看一下他的学习成绩。

语文:基本 10~20 分。老师和家长反馈:提笔忘字,阅读理解困难,不会写作文,或者说考试时因速度慢而从来没有做到过作文这个环节(作文题通常安排在考卷的最后部分)。

数学:算是他最好的科目,当注意力集中的时候,可以拿 60 多分。考试时容易卡在一道题上,而导致整篇卷子做不完。

英语:目前还没有考试过。英语学了三四年,但目前只认得几个字母。

这是我还没见到小刚本人的时候,拿到的他的资料。我见到他的瞬间,就被这个小男孩逗乐了。他长得有些瘦小,肩膀上顶着一个大萝卜头脑袋,长着一双灵光闪闪的单眼皮大眼睛。其实小刚的眼睛本身的尺寸并不大,但是睁得圆,于是就显得精力很旺盛、好奇心很强的样子。而且,这孩子的脸上看不出焦虑,反而一直笑盈盈的,很自信。我很开心能见到这样的小孩。我还知道他会说出很多故事。

我决定先不和他聊学习，也不做测试。我们先聊聊学校里好玩的事情。我问他眼睛近视没有，他回答说刚刚发现近视了，小刚父母说他的眼镜度数在 100 度左右。我问小刚在教室里坐在第几排，我本来想看看他是否存在看不清黑板的问题，结果他回答说零排。于是，我们精彩的聊天就从这里开始了。

我问他："第零排哦，那你的同桌就是老师。这个很特别。"

他回答说是的，班级里有 41 个人，注定得有一个人坐在零排，老师一般挑选犯了大错的同学坐零排，这个学期正好轮到了他。"不过，我得想办法找一个人代替我坐零排，这样我就可以回到女生中间去了。"

我们都忍住笑，好让轻松的聊天进行下去。

我问他："脱离零排，你想到了什么好办法吗？"

小刚说："我得找到一个人，让他犯错误，然后我改好了，这样老师就会让他坐零排，把我换回去。"

"那，如何让那个人犯错误呢？"

"我是这样计划的，我把他带到厕所里，然后让他在那里等我，然后我就跑回教室里写作业，等到老师上课了，他还在厕所里等我，也没有写作业，这样老师就会生气，就会让他坐零排。"

"如果老师没有那么生气，或者老师发现了你的计谋，那怎么办？"

他想了想，说："我还有 B 计划。我要找个人自愿犯错误，惹老师生气。"

我问他："你心里有这样的人选了吗？"

他说："有，也是'四大金刚'之一。他以前就是坐零排的。我会说服他犯错误。"

"你又是为什么被老师惩罚坐到零排的呢？"我问小刚。

小刚故意含糊地回答："被别人举报了。"小刚的妈妈解释说，小刚拽了一个女生的头发，被女生投诉到老师那里了。小刚不服气地说别人拽她的头发都没事，只有他有事。

我问小刚："你在学校里一定有很多朋友吧？"

一说到这里，小刚可兴奋了。他说自己的班上有三个团，一个是学习不好团，一个是学习好团，还有一个是女生团。当然，女生团里都是女生。小刚在学习不好团里是重要人物，现在是"二把手"，但是第一的位置目前没人，他可能会被选为"老大"。我问他，学习不好团的任务是什么呢？小刚说他已经成功地把一个学习好团里的人拉进了学习不好团。听起来这就是他们团的重要任务。

这些信息，小刚的父母也是第一次听到，他俩在一旁边听边面面相觑，大概都没想到小学二年级已经是个不小的"江湖"了。

此时，小刚的话匣子被完全打开了。他告诉我，自己打架很厉害，高年级的人他也能"KO"。我请他演示下是如何"KO"别人的。他立即起身，现场秀了两下腿，还假设对手在对面，他勾着食指，说"来啊"，然后一个飞腿过去，小刚告诉我对方就被他"KO"了。

小刚的妈妈此时小声告诉我："吹牛呢。他在学校里是被打的。"

我估计以小刚的身量，打架方面，他在学校里是不占优势的。

我让小刚父母填写 ADHD 问卷。在父母的观察中，小刚的情况是这样的：

注意力方面	经常是	偶尔是	基本不
经常犯粗心大意的错误或者忽视细节	√		
难以紧跟特定的任务或活动		√	
别人和他说话时似乎没在听	√		
无法完成任务或者遵循指示		√	
组织能力差		√	
规避或者不喜欢长期任务	√		
经常会丢失重要物品 （钱包、学校资料等）	√		
容易分心	√		
经常健忘	√		
多动 / 冲动方面	经常是	偶尔是	基本不
经常烦躁或身体扭动	√		
无视让他坐着或待在一个地方的指示	√		
在不适合移动的场景下移动或不安分	√		
无法安静地参加休闲活动		√	
说话过多	√		
别人问题还没问完就说出答案	√		
等不及轮到自己才做事或者说话		√	
经常打断或干扰别人的对话	√		

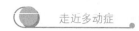

我们从小刚父母完成的问卷中可以初步看出，小刚既有 ADHD 中的注意缺陷，又有多动冲动的倾向。当然，我们不会单凭家长完成的一张简单列表，就给孩子贴上标签。

我们先不急于确定小刚是否有 ADHD 的倾向，我们先看看 ADHD 是否是导致小刚的学习成绩差的主要原因。

ADHD 的确会影响学生的在校表现。如果孩子在专注力方面有缺陷，他可能会逃避一些需要长时间专注的事情，比如课堂里专心听讲、做作业等。因大脑里的信号时有时无，时强时弱，他在执行任务的时候，包括但不限于学习上，无法遵守一步步的规定，会理解错题，会犯马虎错误，会丢三落四，虎头蛇尾，短期记忆差等，但这些不意味着他懒惰或者智力上有缺陷，这不是他加强意志力就能够避免的，而且，这也并不意味着小刚就会学习不好，学不会东西。我们一般相信，智力均等的孩子，学习结果不应该相差那么大。

那么，ADHD 真的就是小刚语文只能考出 10 多分，学了三四年英语只能记住几个字母的罪魁祸首吗？有没有其他的可能障碍，导致小刚学习上畏难，过早地自暴自弃呢（小刚妈妈说小刚常常自称为"学渣"）？

我让小刚父母填写了另一个简易问卷，小刚父母填写如下：

	是 / 否
1. 在拼写方面，在大多数同学都不再写错之后，是否还会常常漏掉笔画，或者常常写反？	是
2. 誊抄老师黑板作业时，是否常常会抄错，抄漏，抄反信息？	是

续表

3. 与同龄人相比，学业上的付出与努力是否不符合期望中的平均回报？	不是 （家长认为孩子完全不努力）
4. 在朗读和整体阅读水平方面，与同龄人相比，是否落后？	是
5. 在理解适龄读物时，是否出现困难？	是
6. 在做数学文字题时，是否尤其感觉困难？	是
7. 在做多项选择题时，孩子是否被题目中的某个细节所困扰，而不是没理解对选项？	是
8. 在阅读的时候，是否会出现跳字跳行？	是
9. 在阅读的时候，是否会看错形体相近的字，或者遇到逗号和句号等不能顺畅地停顿？	是
10. 孩子对于空间性质的指令，比如左右上下等方向的区分上是否有困难？	是
11. 孩子在理解多项步骤的操作时是否遇到困难，比如系鞋带？	是
12. 孩子是否常常出现找不到词来表达（口语和书面）的时候？	是
13. 孩子是否在精细动作或者大动作上，比如写字、握笔、扔球抓球、做团体运动时遇到挑战？	是

　　小刚的父母完成了问卷之后，他们又做了一些口头上的补充和解释。他们觉得小刚的口语能力在学龄前发育良好，但是在上学后就慢慢落后。他的记忆力很差，记不住拼音，也记不住字，读书经常串行。

日常的家庭作业，都是在托管机构里由老师监督着完成。父母觉得小刚在大动作方面还可以，骑自行车的时候体能不错，但好像平衡不太好；容易摔跤，单脚站立的时间短，节奏感也不太好。不会系鞋带，精细动作方面笨拙；乐器方面没有兴趣，只学过两个月的葫芦丝，就放弃了；喜欢乐高、汽车、拼图等，但好像也不是太着迷。

我看到小刚的小手，指甲被他啃得很深，指尖显得细嫩无力。小刚妈妈补充说，小刚不光啃指甲，还喜欢咬衣领。

我拿出了一本适龄的故事书，字体比较大而字距松散，我让小刚读一页，读出声来。这些字，他几乎都认得，只是读得很慢，还出现了漏字和添字。我又拿出一本儿童读物，印刷字体比较小，行距比较窄，我让小刚读两段。看得出，他很努力在配合我的要求，这次读得更慢了，跳行很严重，也出现了形近字读错的现象，比如把"丢"读成了"去"，并开始揉眼睛，突然，他把书放下，说了句："怎么里面这么多横啊，乱乱的。"

为了安抚他紧张起来的情绪，我出了两道数学运算题——两位数的加减法。他很快计算出来了，但是其中一道犯了马虎错误，经我提醒后，小刚自行修正了运算结果。

接下来，我给小刚布置的任务是比较轻松的，我让他抄写一段汉字。他的笔画顺序基本正确，但是字的大小尺寸差异很大，抄写中出现了错字。

然后，我让小刚写一些他会的英文字母，我建议用这样的顺序来写：大写的 A，小写的 a，大写的 B，小写的 b，诸如此类，但是小刚下笔就写了大写的 ABCD，然后 E 和 F 都写反了（写成了开口向左），然后他告诉我其他的不会了，紧接着他又说："不对，我会写'KO'"。

最后一项测试，我让小刚写一段小作文，什么题目和内容都行，游戏方面的也行。于是，他写道："我走死了我又走死了 zui 后我又 KO 了，下午我又走死了，死的 gengcan，我太 nan 了。"

小刚告诉我这是他玩游戏时的心情。我注意到，他在写"走"字时，每次都先写成了"去"，然后在没被提醒的情况下，再自己修正为"走"。起初他写了"tai"，我问："太"字不会写吗？他才划去拼音，写了汉字的"太"。

这让我开始怀疑小刚有阅读障碍症了。

阅读障碍症不是由一个测试就能够判断得出的。美国有许多机构设计了阅读障碍症的测试问卷，但给出的结论一般是比较模糊的是否有"倾向性"的结论。它最终要结合孩子的整体发育情况、一路以来的教育情况，来做一个综合分析。阅读障碍症的诊断，一般是由教育心理学家，或者神经科的医生来给出，而不是眼科医生。虽然我没有使用美国通用的整套测试问卷来评估小刚是否有阅读障碍症，但是以上的简易流程走下来，小刚已明显呈现阅读障碍症的倾向。

阅读障碍症是神经认知的障碍，他和一个人的智商无关。就像小刚，他筹划"阴谋"以便有人能替换他的零排座位，以及想把更多学习好的人拉进学习不好的队伍里（因为自己学习不好），加上他聪明机灵的样子，令人难以相信他 8 岁了，还不会写"太"，不会写"走"，学了三四年的英语，只会写 ABCD 和 KO。不管他是否学习努力，他的学习结果与他的智商显然是不匹配的。

我接触过几十例来自北京和上海这种大都市的特殊家庭（特殊家庭意即有特殊教育需求孩子的家庭），我发现知道阅读障碍症的家长很少。阅读障碍症最早在 1896 年，由一位英格兰的医生提出来，他那时就发现一个超级聪明的 14 岁男孩，玩起来样样灵，但就是学习阅读不行。这个疑问持续了百余年，直到核磁共振成像技术发现了问题所在。

我们首先要知道阅读和说话的区别。一个神经系统健康的孩子，成长在适当的人类环境里，他肯定能开口讲话，因为这是基因里有的能力，但是未必每个人都能阅读，因为阅读是一种学习能力。根据 The Yale Center for Dyslexia and Creativity 的数据，美国每五个人当中就有一位阅读障碍者（占比 20%），而且阅读障碍占了所有学习障碍的 80%~90%。通俗一点去理解这句话，就是智力正常的孩子，本来不应该在学习成绩上有那么严重的差异，但是如果有，应先重点评估下是否有阅读障碍症。

阅读是一个复杂的过程。在字母体系的语言里，如英文或者俄文，我们阅读的时候，首先是视觉信号被识别，对文字进行解码，转换为声音信息，然后这个信息被传送至语言相关的脑区进行解读。研究发现，字母体系的阅读障碍症患者在声音解码这一环节就出现了障碍，他表现出来的阅读困难，与他的智商是不匹配的。比如说，典型人群看到 dog 一词，脑子里把这个单词分解为清晰的三个音：duh，aah，guh。能够解码读音，对于学习阅读至关重要，但是阅读障碍症患者听到 dog 这个词的时候，他听到的是一个音：dog，他很难将这个词分成三个独立的发音。

那么，阅读障碍症在表意体系的国家里是否同样存在呢？美国的 Shaywitz 博士夫妇（他们是耶鲁研究中心阅读障碍症研究的联合创始人，他们的研究为阅读障碍症的现代理解提供了基础框架）认为，阅读障碍症患者不只存在于字母体系的国家，在表意体系（如中国的表意文字体系）的国家一样存在，而且发病率应该差不多 [1]。还有一

篇被引用超过千次的科研论文得出了如下结论：阅读障碍症存在一个
普遍的神经认知基础，不同国家的阅读障碍者的阅读能力有差异，与
其拼写法有关 [2]。

我在美国的学术库里找到了一篇相关的较新的学术论文，题目叫
*The Prevalence of Dyslexia in Primary School Children and Their
Chinese Literacy Assessment in Shantou, China*，2020 年 9 月发表
在《国际环境研究与公共卫生杂志》上。这篇论文对汕头 2955 名随
机挑选的小学生做了一系列阅读障碍相关的测试，得出的基本结论是
汕头儿童阅读障碍症患病率是 5.4%，其中男孩为 8.4%，女孩是 2.3%。
这个研究结果与网络上看到的发病率是 3%~5% 大致相当。我无法判
断这些数据的可靠性。我希望未来可以看到更多的涵盖更广泛地域的
相关研究。从我个人在中国的相关职业经历中，我发现了阅读障碍症
真实而广泛存在，然而，即使在上海和北京这样的一线城市，对阅读
障碍症有一知半解的家长也不多，这会使得阅读障碍症的儿童常被误
解为 ADHD 儿童，或者学习态度不好，因而受到的负面反馈很多，
导致厌学、情绪焦虑或者不良行为的出现。

中国的阅读障碍症问题，可能比西方字母体系国家里的阅读障碍
问题还要复杂一些，因为除了文字声音解码这个过程，我们可能还多
了一层形状到音节的解读过程。

我们的一个汉字映射到一个完整的音节，它不需要将音节分析成
几个音素，而这个是英语的阅读障碍症的关键问题所在。汉字属于表
意体系文字。我们学习汉字的基本单位是字符，中国的阅读者起码得
了解 3000~5000 个字符的含义，才能成为一名真正的阅读者。单从
符号的形状，我们很难推断出它的声音和含义。此外，汉字在拼写和
音韵之间有更人的互动，这是因为阅读汉字需要从一个字的整体上去

检索音韵，而不像英语是"零散"地处理音韵。

多项研究发现，字母体系的阅读障碍症患者和汉字阅读障碍症患者大脑内损伤的部位有些差异。香港大学曾经有一项研究，通过核磁共振成像技术，发现阅读障碍症儿童的大脑损害区不同于西方字母体系的阅读障碍症（左颞顶皮层），而是在大脑的另外一个区域（左额中回）出现了差异。因此，该研究认为，汉语的阅读障碍表现为两种障碍，一种与图形形式（正字法）到音节的转换有关，另一种与正字法到语义的映射有关，这两个过程都受到左额中回的调节[3]。在表意体系里，阅读障碍症患者的左额中回的活动减少，这个区域有助于协调形状、发音和含义，而字母体系的阅读障碍症患者，是左颞顶皮层区域的活动减少了。

在《自然》上刊登的 Li Hai Tan 团队的一项研究显示，与中国的典型阅读者相比，中国的阅读障碍症患者在几个关键阅读区域的激活度较低，但是这几个区域与欧洲的阅读障碍症患者的区域不同。所以该团队认为，阅读障碍的生物学异常依赖于文化[4]。

总之，对于中国阅读障碍症的诊断、发病率的预测，以及干预方法，我们都应持有继续探索、开放和谨慎乐观的态度。

我们回到小刚的案例上来。小刚在阅读方面表现出来的障碍，主要有以下几方面：

（1）阅读速度慢。从小刚的语速及行为模式来看，他不是个"慢孩子"，但他的阅读速度很慢，基本一字一停，停顿很多。

（2）阅读的过程中出现了形近字读错、跳行、漏字和添字等现象。这个问题，ADHD 孩子在阅读的过程中也会出现，但是 ADHD 患者和阅读障碍症患者在阅读时犯的错误有差别：阅读障碍症患者可能会把字念错，或者认错，但是 ADHD 患者不会认错字，他会出现因注意力不集中导致的跳行、漏字、缺字等。小刚在阅读的过程中，出现的错误与阅读障碍症和 ADHD 都相关。

（3）小刚在阅读时推开了书，提到书里的字怎么都是横线。而且，他揉眼睛的动作真实地告诉我们，他阅读得很累。每个阅读障碍症的孩子看到字的感受都是不一样的，也都区别于典型的神经发育的人群。

（4）小刚将认识不多的几个字母中的 E 和 F 写反了，敞口写在了左边。很多小孩子在写字的时候，容易将字写反，比如 69,25,bd 等，或者偏旁部首写反，这种现象特别常见，但是小孩子经常把字写反并不是阅读障碍症的表现，而是如果随着年龄的增长和学习能力的不断加强后，他还是经常把形近的字写错，对文字的结构组成不敏感的话，我们才会怀疑是阅读障碍症。

（5）小刚的字体大小不一，作文里没有标点符号，文字没有组织性，表达不连贯清晰。我见到的阅读障碍症的儿童，字迹一般都很潦草，有的年幼的孩子把字写得很大，大得出格，或者忽大忽小，忽高忽低；有的年长些的孩子，字开始写得越来越小，很多字挤在一起，甚至汉字的偏旁部首分离得和前后的字混在一起，让外人读起来很吃力，但是他们自己没有意识到。阅读障碍也会导致写作障碍，源于词汇从大脑内的调取变得艰难。

所以，我给出的小刚的初步诊断就是：阅读障碍症 +ADHD。

为了缓和小刚父母的焦虑，我问他们："请问二位在上小学和初中期间的学习情况是怎样的？学习上有无吃力现象发生？"小刚妈妈回答说："我还好，学习上一直比较轻松，上的重点大学。"小刚爸爸有些腼腆地说："我学习不太好，初中读了 5 年，后来就彻底放弃不读了，但是我成年后一直保持着每年学习的习惯，如报名 MBA 课程，多媒体听课。我不太喜欢自己看书，但是很喜欢听课。"小刚爸爸是个挺成功的自主创业者。

并不是每个案例，我都能将之归因到遗传因素上来，但是小刚父亲短短的几句描述，我们就看到了遗传的影子在荡漾。小刚听到了父亲说这话，立刻兴奋地大声说："原来你学习也不好，那你还怪我？"大家都乐了，气氛变得很轻松。

我希望，也相信，小刚家庭内部的关系从此会有个新鲜的重新启动。父母从此会更加理解孩子的挑战点在哪里，会去配合和帮助孩子渡过学习的一道道难关，而不是像以前那样一味地指责孩子学习态度不好，一定要用其他孩子常规的方式去学习和设立目标。受到太多责骂的孩子，难免未来会厌学、焦虑，并出现情绪行为问题。

针对小刚的情况，我分别就他的 ADHD 和阅读障碍症方面给出了具体的干预方案，比如如何有效地学习，如何使用科技来辅助学习，如何提高关注力，如何改善阅读速度和加强理解，如何在家庭内和学校里对孩子进行辅助，等等，会在其他章节中逐步介绍。除此以外，我向小刚的父母强调了本次咨询中的一个重要发现，需要他们后续和学校老师跟进，那就是小刚班级里的小团体问题。无论是"四大金刚"，还是学习不好团，它们的存在应引起学校和老师的足够重视。小学二年级的孩子，前额叶区域的执行功能的发育还远未完善，他们极易从事冲动和危险的行为。像小刚这样的孩子，求学生涯才刚开始一年多，就在学习的道路上感受到了艰难险阻，被动接收着来自学校和家庭的大量的负面评价，他的自尊心会被逐渐拉低，而他也会想在其他方面找到一些平衡或者补偿来赢得自信和别人的认同。要应对像小刚这种聪明机灵，但是学习成绩极差的孩子，在他目前的年龄阶段，家长应该注意以下几件事：

在小刚的叙事中，他常常使用"KO"这个字眼，常常在幻想中将别人打败，希望自己当"老大"，这能够说明在他目前所处的环境中，存在着一定的霸凌和被霸凌现象。家长需要向小刚详细解释什么叫霸凌和被霸凌，二者的判断标准是什么，且都不能被容忍存在的原因是什么，以及如何应对。（我在本书亲子关系篇中有讨论，这里不赘述。）

学习冲动控制和自我管理的技巧，这包括但不限于以下几个方面：

第一步是开始辨识并且能够讲出自己的情绪。当孩子开始会用语言表达自己有情绪的时候，比如"我生气了""我愤怒了""我很难过""我好害怕"，等等，他就不会选择用暴力来解决问题。这是解决情绪和冲动行为的第一步。

第二步是家长看到和听到了孩子的情绪之后，要认可这种情绪的真实存在，并告诉孩子所有的情绪都是正常的，我们每个人都会有，也都是可以面对和解决的。

第三步是帮助孩子找到情绪的源头。孩子之所以会选择暴力来处理问题，是因为他没有想到或者找到其他更为有效的解决问题的方法。而我们应该教会孩子，遇到问题时先停一停，想一想，大致罗列出都有什么解决方法，各种解决方法都有什么利弊，或者征求下成人的意见，而采取行动是考虑成熟的结果。

●我们要教会孩子懂得规避引发不良情绪和行为的环境。比如不良的社交小圈子。

●学习几个控制情绪的小技能。比如深呼吸，心里默念数字等。这些小技能，一旦习惯性地本能般地运用，将受益一生。

●如果想让孩子在学校里遵守规范,家庭内要先立好各样的规矩。如吃饭前、如厕后洗手,控制音量(包括说话、走路、听音乐、开关门等),写作业的时间安排及质量要求等。这些规则要提前、合理、清晰地设立,在孩子理解后严格而一贯地执行,并奖罚分明,尤其要时常正向地赞扬好的行为。

●多从事于身心有益的运动。比如摔跤、射箭或者游泳等。

●还有一点很重要,也容易被家长所忽视,就是家长的言传身教。家长要时常审视自己,能否在冲动控制方面给孩子树立一个好的榜样。别忘了,孩子是在模仿中,而不是说教下长大的。

参考文献

[1] SHAYWITZ S. Overcoming dyslexia, a new and complete science-based program for reading problems at any level[M]. Knopf Doubleday Publishing Group, 2003.

[2] PAULESU E, Démonet J F, FAZIO F, et al. Dyslexia: cultural diversity and biological unity [J]. Science, 2001(291):2165-2167.

[3] SIOK WT, PERFETTI C, JIN Z, et al. Biological abnormality of impaired reading is constrained by culture[J]. Nature, 2004(431):71-76.

[4] BUTTERWORTH B, TANG J. Dyslexia has a language barrier[N/OL]. The Guardian, 2004-09-22[2021-12-04]. https://www.theguardian.com/education/2004/sep/23/research.highereducation2.

第2章

被纠正的左撇子

彬彬来到我的工作室的时候，前一个家庭因特殊原因超时了，我便安排彬彬先去画画。

大约半小时后，我走到了彬彬和他的画本旁边，他正要开始画第三幅画，我阻止了他，我想先和他聊聊他画的前两幅画。

第一幅画上面有 20 多个单独的形状，最容易识别也是画得最细心的是左下角的一个坦克，线条闭合，有细节分割，还有加粗线条，但其他的形状线条很简单，而且不太容易猜出来画的是什么。我于是一边用手指着每一个形状，一边试图打开他的话匣子："这个是一门大炮吗？"彬彬"哼"了一声说："这是近防炮，你不知道吧？这个，一万枚炮弹。"我又指着另外一个像吉普车形状的线条，问他："那这个是吉普车吗？"他不屑地看了我一眼，又"哼"了一声说："这个，是水陆两栖车，你不知道的。"随后，他看出了我对武器装备的无知，也不等我问话了，开始描述自己设计的宏伟的战争场景。他在叙述中变得越来越兴奋，并手舞足蹈，嘴巴里的语言越来越跟不上，出来的不再是句子，甚至不是短句子，而是词语："这个，日本，啊，美国，这样，这样，中国，啊……"

听他兴奋地描述完第一幅画，我的心率都有些被他带高了，在他的脑海中，那是一场惊心动魄的、全球所有最精良武器一起开火、所有强国一起卷入的世界大战，他俨然是这场大战的总假想设计师。

第二幅画，虽然看上去还是战争场景，但是显得平静多了。他画了两个完整的军舰，使用了很多数字和符号来显示这些军舰的厉害，比如"X12 X4""X1000"，军舰下面还画了一个涡轮。彬彬开始用短语和短句子来讲解军舰的功能，谁向谁发射了什么，一方还派遣了军机来轰炸对方。他讲到这里的时候，发现没画飞机，连忙补上一个长条圈，告诉我这是飞机，他连飞机翅膀都懒得画。这两个军舰不同于第一幅画的是，他用了更加肯定和扎实的线条，都是闭合的，细节表现得更加认真，不像第一幅画那么潦草。

彬彬讲解完了，我让彬彬在画上签个名字。我发现他"画"了两个"彬"字，用笔像素描一样，其中一个"彬"字的右边三撇还不小心被描出了四撇。

来我这里咨询的孩子，只要时间允许，我通常会让他们随便画几幅画入档，我有时会借助孩子们的画来验证我用其他方式评估的结果，或者寻找相关性，还有一个主要原因是打开他们的话匣子。我们知道人类的大脑分为左右两个半球，左半球主要处理与言语相关的内容，而右半球会处理与艺术和情绪情感相关的内容。在多数的特殊儿童语言发育和表达能力不是很完善的情况下，我们通过他们的绘画，能更好地了解他们的潜意识和情绪。绘画能够疗愈心灵，大抵也是出于类似的理论基础。

彬彬的画追求宏伟，他不追求整体的布局，更喜欢用讲解来引导画笔的走向，这有点像 ADHD，但是他的线条同时又追求闭合，有些细节处切割得清楚，喜欢用符号和数字来辅助说明军舰和武器的复杂度，还有他的画画式签名，使得他又有点像阅读障碍症。

这些只是我看画时的初步猜测。我不会被这些先入为主的猜测影响我对彬彬的测试和理性的分析。

彬彬的基本情况如下：8 岁，快上小学三年级了，年纪在班级里偏小。妈妈反映，彬彬从小睡眠比较少，2 岁后就不要午睡了，偶尔有过大量的运动之后，晚上会早睡一些；足月顺产，语言发育正常，视力听力功能正常；小时候习惯用左手，后来被爷爷奶奶纠正到右手。

听到这里，我让彬彬帮我写个字，结果他用左手拿起笔，然后交给右手。我又让他学着我弹手指，这是我有时会测试 ADHD 小孩镜像动作的一个小环节，结果我发现，彬彬用左手比用右手学得快，做得顺畅，但是当我让彬彬用左手写字时，他说不会。

彬彬妈妈说，彬彬小的时候会把"5"写反，而且还从右向左来阅读念字。

我拿过一张手工剪纸，还有一把剪刀，递给彬彬，他使用了右手来剪纸，基本按照虚线完成了剪纸动作，只是剪得有些毛糙。我问他要不要再精细修剪一下，他拒绝了。

彬彬妈妈说，他现在吃饭也是右手拿筷子。

彬彬自从上了幼儿园中班后，老师开始反映他多动，这类评语一直到现在都存在。此外，彬彬最近的情绪不太稳定，他在学校里和老师同学之间总是产生摩擦，会被人笑话，会觉得自己被打扰得烦躁。彬彬这样描述自己："我都快没电了。"

彬彬目前的学习状况如下：语文勉强及格，默写和阅读理解方面最弱，记忆生字的难度最大。妈妈说彬彬写汉字时不按照笔画来写，总感觉孩子是把写字当成画画来完成。数学方面，简单的运算还可以，但是文字阅读题就不行了，容易出错。

　　我问彬彬："业余时间，你喜欢看什么书呢？"彬彬说："漫画书。"妈妈补充说，彬彬不看字，只看画。我问彬彬："不看字，只看画，能看懂吗？"彬彬"哼"了一下，得意地说："看画，我就懂了。乐高，我也不用看图的。"彬彬喜欢天文地理、科学自然等类别的知识，喜欢小动物，现在家里养着猫、鱼和乌龟。

　　彬彬说喜欢搭乐高、积木，会搭出很不一样的，最喜欢军事主题的东西。

　　彬彬妈妈说，彬彬小时候喜欢听家长读故事给他听，不喜欢自己阅读。在运动方面，彬彬会双手打羽毛球，精细动作方面很弱，系纽扣学了很久才会，系鞋带还不会。

　　我拿出一本适龄的故事书，让彬彬读上一页。他先是不肯，觉得太难了，在我的再三鼓励下，他开始出声阅读。他读得很慢，常出现漏字跳字，词语的迅速整合能力低（也就是说把一个词语念在一块儿的能力）。阅读的时候，彬彬不太能迅速地分辨出词组和句子。

　　我先让彬彬妈妈填写了 ADHD 问卷，结果如下：

注意力方面	经常是	偶尔是	基本不
经常犯粗心大意的错误或者忽视细节	√		
难以紧跟特定的任务或活动	√		
别人和他说话时似乎没在听	√		
无法完成任务或者遵循指示	√		
组织能力差	√		
规避或者不喜欢长期任务	√		
经常会丢失重要物品 （钱包、学校资料等）	√		
容易分心	√		
经常健忘	√		
多动 / 冲动方面	经常是	偶尔是	基本不
经常烦躁或身体扭动	√		
无视让他坐着或待在一个地方的指示			√
在不适合移动的场景下移动或不安分	√		
无法安静地参加休闲活动		√	
说话过多		√	
别人问题还没问完就说出答案	√		
等不及轮到自己才做事或者说话	√		
经常打断或干扰别人的对话	√		

从彬彬妈妈的回答中可以看出，彬彬有非常明显的注意力缺陷，多动冲动方面的症状相较不如注意力缺陷明显。按照 DSM-5 的评估标准来看，彬彬像是注意力缺陷和多动冲动兼有的混合型 ADHD。在我和彬彬相处的两小时里，彬彬的多动／冲动症状并不明显，他能够稳稳当当地坐着，完成我规定的大部分任务，能够及时回答我的大部分问题，尽管他的口语表述能力存在着一定的输出困难。

我还让彬彬妈妈完成了阅读障碍症相关的评估问卷（这里不再展示）。妈妈的回答，基本与我测试阅读的结果相符合，也就是说，彬彬有非常明显的阅读障碍症倾向，而且严重地影响了他的口语和书面语言的输出。

彬彬虽然 8 岁，快上小学三年级了，但他目前还不能清晰地表达重要的信息。他的口语输出基本为短句。他的"哼"表明头脑里有丰富的知识和想象，他认为很多事情只有自己懂，"曲高和寡"，因此带有洋洋得意的意味。但同时，他的口语表达能力的贫乏、他的表达不完整性，使得他在日常的社交生活中频频碰壁，这也能解释为什么彬彬在学校里常与老师和同学发生摩擦。他会因沟通的不顺畅而恼怒，而且彬彬的口头语当中经常有"这是我的内机密""这是我的外机密"之类的表达，这也可能是语言输出困难的后遗症。

那么彬彬既有 ADHD 的倾向，又有阅读障碍症的倾向，二者之间到底是什么关系呢？这是家长们时常问的问题。阅读障碍症不会引发 ADHD，但是阅读障碍症会恶化注意缺陷的症状，比如说阅读困难会使得专注力无法持久，反过来也是如此，意即阅读障碍症和 ADHD 的并存，会恶化彼此的症状。

ADHD 和阅读障碍症，在日常的评估中容易被混淆，因为它们有一些共同点，比如信息处理速度慢，工作记忆上的缺陷，运动能力上的欠缺等，但它们是不同的脑功能障碍。比如说，ADHD 人群的大脑的有些区域可能不太活跃，或者神经递质这种化学物质的运行不太正常。阅读障碍症人群就可能是大脑的左侧区域不太活跃。

ADHD 和阅读障碍症都会影响写作。阅读障碍症的儿童在默写、校对、组织语言、正确使用语法等方面有困难，而 ADHD 儿童可能在组织想法以及发现写作中出现的错误方面有困难。

阅读障碍症和 ADHD 还有一个重要差异：ADHD 对生活的影响面比阅读障碍症要更加广泛。ADHD 成人如果自我管理能力弱，他可能发生各种逾期，工作上出现各种各样的问题（如组织、计划、沟通、跟进等），与家人产生冲突（生活习惯的脏乱差、缺乏耐心、无法抑制冲动等），无法管理好自己的财务，还有日常的责任完成困难（如忘性大的后果）。

阅读障碍症和 ADHD 共患的概率有多大呢？有研究称，阅读障碍症的 10 个患者当中有 3 个共患 ADHD（还有数据认为是 30%~60%），而 ADHD 患者比多数人高出 6 倍的概率会共患精神类障碍或者沟通障碍 [1]。

所以，彬彬极有可能患有阅读障碍症，并共患 ADHD。

我先回答了彬彬妈妈关于彬彬的左撇子问题。左撇子大概占总人口的 10%。2019 年英国的一项研究发现，左撇子处理语言的大脑右侧和左侧的部分能够更好地协同工作，这符合了之前的说法：左撇子的人一般口才比较好，虽然这在彬彬身上还没有明显体现出来。还有研究显示，左撇子似乎在学业上更加挣扎，并患有 ADHD。一项研究还发现，左右手互换的儿童患有阅读障碍症的比例翻倍，研究人员尚未发现原因，但是他们怀疑没有一只支配手（就是左右手都用）的儿童，

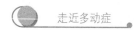

比一般的左撇子面临的问题还要更多些[2]。英国一项广泛的研究发现，左撇子和精神状况存在着一些强链接，左撇子可能更容易有情绪上的波动、躁动和神经质，主要特征为焦虑和恐惧。

不过，左撇子潜在的优势不可小觑，很多需要创造性的职业中，左撇子似乎占据的比例更高些。左撇子也在一些运动项目上占优势。

天生的左撇子是其大脑的神经功能链接的结果，所以强行将支配手换成右手，从长远来讲，肯定弊大于利。

彬彬目前的状况是，他已经不会用左手来写字、吃饭或者用剪刀，但是他本能里的左手启动还存在着。我建议彬彬妈妈在左右手的问题上从此顺其自然，让孩子和他的本能去决定如何使用左右手。

左撇子和阅读障碍症之间的微妙关系，曾经引起过一些学者的关注，目前的基本结论是虽然没有直接联系，但是阅读障碍症患者中有一半是左撇子，而左撇子大约占总人口的 10%，所以它们可能存在一些尚不明确的链接关系[3]。

针对彬彬的阅读障碍症共患 ADHD，我在本章中不再列举 ADHD 的干预方法，它在本书中的其他章节已有大量的讨论。我主要针对彬彬的阅读障碍症给出如下干预建议：

（1）家长需要对阅读障碍症有基本的了解。首先，阅读障碍症是脑功能障碍，孩子认字难属于先天障碍，与孩子的学习态度无关。家长还需要学习阅读障碍症的相关知识，比如了解到底是大脑里哪些地方出现了问题。看见了问题的存在，了解了问题的成因，才能在正确的干预道路上扶持孩子走下去。

核磁共振成像技术帮助我们找到了阅读障碍症的原因。研究显示，一个好的熟练的阅读者(英语体系)会启动大脑的后区,启动一点前区,但是阅读障碍症患者的后区启动不活跃,而后区是我们储存读书识字包括拼写发音及含义的记忆的地方。我们阅读文字的时候,典型人群会自动启动这个线路系统,但是阅读障碍症患者不启动或者弱启动大脑的后区,所以阅读才成了一件很困难的事情。虽然中国的阅读障碍症患者发生的脑功能障碍区域会有所不同,但是阅读障碍症的基本干预方法,即以阅读训练来提高阅读的速度,仍旧是通用的塑造快速阅读线路的"有机"方法。

(2)阅读障碍症很难彻底根治,但是早期的干预会促使大脑系统重新塑造线路,让孩子成为一个越来越好、越来越快的阅读者。可操作的方向很多,我这里只列举几项关键的、在家里易操作的、提高阅读能力的方法。

需要强调的是,阅读障碍症没有药可吃,干预阅读障碍的最重要方法,恰恰是阅读,只有积极地克服了心理障碍,孩子才会慢慢地将脑子里的神经链接重新塑造。

为了激发孩子对阅读的兴趣,家长应该培养孩子的阅读习惯,可以陪孩子阅读水平低些的、简单的、好玩的图书,让孩子对阅读产生享受和成就感。书可以一遍遍地读,直到非常熟练。这里需要强调的是,与英文阅读不同,孩子阅读汉字时应该避免有拼音的,以免孩子依赖拼音而躲避识字。

此类的阅读是为了激发孩子对阅读的兴趣,并且将阅读速度逐渐提高上来,以达到重塑他大脑内阅读线路的目的。

(3)上述提到的阅读,是干预性阅读,主要目的是提高阅读的速度,而不是跟上学校里认知的学习。家长们需要打破传统的固化思维，即学习必须建立在阅读上面，这是错误的。读书可以有很多种方式，比如用眼读，用手摸，用耳听。阅读障碍症的孩子，在接受阅读速度和能力的训练的同时，还要充分利用他们的耳朵和口语表达来跟上同龄人的学习进度。二者应该结合着进行，不能顾此失彼，这样我们既能保证孩子在学业上不至于落后太多，也能保证他的阅读能力得到训练和提高，毕竟随着年龄的增长，阅读能力会影响更多的学科，孩子因阅读障碍而将承受的学业压力会更大。

（4）如果可行的话，家长应与孩子的老师做积极的沟通。教师在教学材料、教学方法和作业考试等方面都能提供给阅读障碍症的孩子必要的帮助。具体包括但不限于：

●教学材料方面：可以允许孩子借助听书来完成部分的学习任务，提供图片式的指导或者时间表，学习材料用大字体印刷，行间距宽一些。提前发放提纲（尤其是重要信息），课堂上允许孩子制作小卡片来帮助一些汉字的记忆及发音。

●教学方法方面：口头和书面教学方式并行，创建可预期的日常惯例，为阅读障碍症的孩子安排必要的小组教学，发放笔记而不是让学生记笔记，课前分享重要的教学点。

●作业和考试方面：阅读和写作业方面，或者给阅读障碍症的学生减量，或者提供多余的时间来完成。允许学生提供其他形式的作业，比如电脑输入和打印出来的作业，比如口头作业。考试时允许学生在课桌上放置一些视觉提醒标记，尤其是他记忆困难的文字和数字。能接受孩子更多形式的作业，包括视频演示、海报等。

最后，彬彬妈妈问了一个很常见的问题：孩子如果在学习汉语方面有阅读障碍症，那么学习外语会不会容易些？这是个很有趣的问题。

Shaywitz 教授夫妇曾经提到，阅读障碍症患者如果在一门语言上的解码能力差，同样的情况会出现在另一种语言上。在我接触过的实际案例中，虽然不是全部，但绝大多数有阅读障碍症倾向的儿童，在学习英语方面出现了和学习汉语同样的困难。有趣的是，很多专家认为日本的阅读障碍症发病率更高，大约 25% 的人群有不同程度的阅读障碍，但是日本很多阅读障碍症患者，用日文读写比用英文读写要容易些。日文基本是表音的，也就是说日文的拼写和发音之间有直接的联系，但英文并不是纯表音的（虽然我们经常看到的描述是英文是表音文字）。一般阅读障碍症患者觉得非表音语言更具挑战 [4]。日本的阅读专家还发现，有的阅读障碍症患者在一种语言上有严重的阅读障碍，但是在另外一种语言上完全没有 [5]。我认为这种情况应该属于少数。

彬彬妈妈回家后，按照我的建议启动了一项阅读工程：她为彬彬购买了一个舒服的懒人豆袋，然后做了一张阅读表。彬彬开始了每日 30 分钟的打卡出声阅读，妈妈在一旁记录阅读速度。彬彬从简单的书籍入手，只要他的阅读速度达到了标准之后，便更换新的书籍。书籍的选择上，难度会逐渐加强，书籍的印刷字体和行间距也会逐渐变小。彬彬每次出声朗读 30 分钟之后，会得到半小时的游戏时间。大概坚持了三个月之后，彬彬妈妈给我提供了反馈：彬彬除了每日 30 分钟的打卡出声阅读之外，自己会找其他书籍来阅读，有时候甚至不在乎他的游戏时间了。他的口语表达能力，随着阅读强度的增加，也变得更加顺畅和有条理了。彬彬妈妈觉得阅读习惯的培养，的确给彬彬带来了实质性的变化。

参考文献

[1] MARTINS K. ADHD and dyslexia: how to tell them apart [EB/OL]. (2020-06-23)[2022-01-30]. https://www.webmd.com/add-adhd/adhd-

dyslexia-tell-apart.

[2] RODRIGUEZ A, KAAKINEN M, Moilanen I, et al. Mixed-handedness is linked to mental health problems in children and adolescents[J]. Pediatrics, 2010(125):e340-348.

[3] BRANDLER W M, Morris A P, Evans D M, et al. Common variants in left/right asymmetry genes and pathways are associateel with relative hand skill[J]. Public Library of Science, 2013(9): e1003751.

[4] LIAM C. Dyslexia: The teacher's hidden problem[EB/OL]. (2017-08-31)[2022-02-15]. https://blog.gaijinpot.com/dyslexia-teachers-hidden-problem/.

[5] BUTTERWORTH B, TANG J. Dyslexia has a language barrier[N/OL]. The Guardian, 2004-09-22[2021-12-04]. https://www.theguardian.com/education/2004/sep/23/research.highereducation2.

第3章

被肠道困扰的孩子

我曾经在一个暑期里诊过三个 7~8 岁的男孩，均是左撇子，其中两个有严重哮喘和食物过敏，且湿疹不间断，第三个只是肠胃不好，经常便秘。这三个男孩，两个是阅读障碍症共患 ADHD 倾向，一个是 ADHD 倾向。

目前的科学结论认为左撇子和阅读障碍症并无直接联系，但是阅读障碍症中有一半是左撇子，而左撇子大约占总人口的 10%。挪威某机构曾做过一项研究，发现左撇子阅读障碍症中 67% 患有免疫失调；左撇子免疫失调中 42% 患有阅读障碍症；阅读障碍症并免疫失调中 32% 为左撇子。这个三元分析看起来有些复杂，但是结论还是值得关注的 [1]。

8 岁的小亮，我第一眼注意到的是他的身量，很壮很高，但是 T 恤衫后面的胸部有小发育迹象。我后来得知，因孩子频发咳嗽变异性哮喘，两年前开始使用了激素。

小亮从 3 个月开始母乳不耐，后来发现其过敏原包括海鲜、花生、牛奶、粉尘、螨虫、动物皮毛等。肠道方面容易拉肚子，经常憋不住大便，想拉的时候就已经出来了。小亮从出生到现在，湿疹几乎全年不中断，中西药均试过，不见明显的好转。

小亮因目前的身量超出平均值，因此他在学校里的大运动技能比较好，但是精细动作方面欠佳，比如学不会系鞋带，拿笔姿势僵硬。对于乐器方面，一直没有兴趣。

小亮的数学成绩在所有功课当中最好。他上的是国际学校，教学以英文为主，并且中文抓得也很紧。妈妈认为小亮的英文写作比中文的好很多，但是我仔细查看了小亮的作文本，发现他的英文字迹潦草，语言组织比较混乱，标点符号乱用或者干脆没有。在中文作文中，我发现文字组织的能力比较差，一些常见的字要么写错，要么不会写，比如"到""很"等。在测试中文阅读时，出现了漏字、添字、形近字念错等情况，但是他认识的字远远多于他会写的字。妈妈反映小亮写字的速度非常慢，短期记忆很差，三步骤的任务只能完成一步。妈妈认为小亮是倔强，他只做他想做的，只听他想听的。

在对小亮做了综合评估之后，我的初步诊断是阅读障碍症共患ADHD。小亮是个天生的左撇子，他没有被强行纠正过。他是引发我对左撇子、阅读障碍症，以及免疫失调之间的关系产生兴趣的一个案例。

我最后让小亮随便画两幅画。在第一幅画里，他临摹了自己喜爱的玩具。确切地说，他从书包里拿出了随身携带的一个玩具，是一艘军舰模型。他从大画纸的右下角开始画，多次涂抹，他非常追求线条和比例的准确性。我接触过的孩子中，一般右撇子的阅读障碍症儿童都是从画纸的左下角开始画。小亮是左撇子，所以他的起始点是画纸的右下角。这也是个很有趣的现象。

小亮画完了第一幅画之后，我夸奖了他。他临摹得惟妙惟肖，非常注重细节。这不像个典型的 ADHD 患者，更加像阅读障碍症患者的通常表现。我请求他再画一幅，不要想着临摹，最好是以前从未创作过的，比如公园的场景、学校的某个角落等。小亮似乎很不喜欢临时发挥类型的创作，经过各种启发，他画了一朵大荷花，他的笔触是一点点来的，他非常注重绘画的技法。从这幅画里，我更加觉得他不像典型的 ADHD，不过也有可能，小亮是因为过早地接受了太多的艺术教育，而使得他本来有的想象力和创造力过早地闭合了。

看过小亮的绘画之后，再结合父母填写的阅读障碍症和 ADHD 的问卷，我进一步判断小亮有阅读障碍症倾向，可能共患 ADHD（轻度或者是有 ADHD 表现）。我认为，如果小亮能够得到阅读障碍症方面的足够帮助，再学习一些自我管理的技巧，他的 ADHD 症状会得到相应的缓解。

此外，我除了给予家长关于孩子的阅读障碍症和 ADHD 的应对办法之外，我建议他们特别注意调理孩子的饮食结构，关注孩子的肠道健康。一些研究发现，肠道微生物群与多种神经精神疾病之间存在着一些关联，包括自闭症、抑郁症、焦虑症、精神分裂症以及 ADHD。改善或者补充肠道细菌，可能对部分人群的部分症状有一定的益处。

曾经有针对自闭症儿童的实验发现，孩子在接触了麸质和酪素食物之后会产生更多的炎症细胞因子，他们的肠道微生物组也存在着差异。对照组当然是典型发育儿童。这似乎能够说明，远离麸质和酪素，对于自闭症儿童是有益的。

在 2012 年 10 月 *Rep Biochem MolBio* 刊载的一篇论文中，记录了对 39 名自闭症儿童做的皮肤点刺试验，评估了他们对蛋、花生、鱼、奶等 10 种食物的血清总 IgE，然后根据结果要求家长和老师在未来的 6 个月内将过敏食物从儿童饮食中排除。结果显示，在 8 周和 6 个月后的儿童自闭症评分量表中，所有孩子的行为均值都下降了，虽然这种下降在统计上不算显著。该论文得出的初步结论是：食物过敏可能在自闭症的病理生理中起作用，避免某些食物可能有益于自闭症儿童的行为。请注意这里提及的是"行为"，不是"自闭特征"，而我认为对于典型人群，尤其是对于儿童，食物过敏本来就会引发身体内外的各种不舒适，而避免过敏原自然就能改善儿童的行为。

以上实验虽然针对的是自闭症儿童，但是对于共患率极高的 ADHD 来说，其结论有积极的借鉴作用。像小亮这种情况，能够查出过敏原是幸运的，我也赞同为孩子做过敏原检测是有益的事情，但是我们需要知道测试结果可能不准确。如果家长想尝试利用改变家庭的食物结构来帮助孩子，那么更加准确且实用的方法是，家长准备个日志，记录孩子的饮食内容，逐一测试以上列举的常见的易引起过敏的食物，记录孩子的变化（在孩子的几个关键行为特征上打分，比如 1~10 分，10 为最佳分）。但食物带来的变化是个缓慢的过程，家长一旦决定改变食物结构的话，要耐心地坚持很长的一段时间。同时，限制麸质和酪素也是一件细心的活儿，很多食物里隐藏着这些成分。家长们还需要注意的是，在避免麸质和酪蛋白的疗法执行中，要给孩子平衡地补充必要的钙、镁、锌。

除了食物急性过敏之外，还有一种是食物不耐受的情况，也叫食物慢性过敏。食物不耐受引起的慢性过敏是由 IgG4 抗体介导的免疫反应，它是长期频繁食用某些"不耐受食物"后发生的慢性炎症，一般不容易被发现。

我们经常忽略肠道的重要作用。它是人体最大的免疫系统，它作为一道屏障，把体内和体外隔绝开来，抵御外来毒素细菌的入侵。如果这道屏障遭到破坏，细菌等外来物质就可能进来，炎症、各种免疫问题都会出现，甚至可能促进癌细胞的生长。

健康的肠黏膜会让小分子物质，比如蛋白质完全消化后的氨基酸、淀粉分解后的葡萄糖等通过，起到人体吸收和转化营养的作用，而把大分子物质，比如病毒、细菌、有毒有害物质阻挡在肠道内，再排出体外。

我们日常服用的抗生素、食品添加剂，以及不良饮食习惯等会造成肠道菌群失衡，破坏肠道黏液层，形成肠漏。此时，某些"不耐受食物"由于身体的肠道环境差和缺乏某种消化酶等原因会形成大分子，经由肠漏漏进人体的血液中，通过血液循环到全身各处。这使得我们的免疫系统一直处于警戒状态，机体启动免疫反应，去攻击或者清除威胁我们健康的外来物质。这种攻击会导致炎症反应，肠壁没有修复，免疫过度，进一步损伤肠壁，形成了恶性循环。

除了过敏之外，小亮的肠道问题也是困扰孩子和家长很久的问题。有一些研究显示，肠道微生物群有可能通过肠道和大脑之间的双向通信（"肠 – 脑轴系统"）导致 ADHD 的症状 [2]。ADHD 患者的肠道功能发生了变化。在肠道通透性受损时，肠道内壁的连蛋白的水平会增加（连蛋白已被证明与自闭症谱系障碍儿童的社交障碍有关）。一项对 40 名 ADHD 儿童及其对照组的酶联免疫吸附试验得出了相似的结论：ADHD 儿童连蛋白水平上升，与 ADHD 儿童的冲动及社交障碍功能有关 [3]。

在写这篇文章的时候，我干预中的两名 6 岁的自闭症儿童，均共患 ADHD，均有严重的肠道问题。小男孩基本是几周才有一次大便，每次排便时都会痛得大哭，至今仍旧戴着尿不湿。小女孩则是便秘和腹泻交替，有时候大便控制不住，裤子还没脱下来就拉出来了。除了药物干预和饮食调整之外，我们将定时如厕列入了干预计划当中。每次晚餐过后，孩子定时坐在马桶上 20 分钟，我们安排他们坐在舒适的儿童垫圈上，脚踩着凳子，抬高腿的高度，然后在膝盖之间夹个球。经过一段时间的训练，小女孩的大便问题得到了明显的改善，很多时候，她都可以在晚餐后以很快的速度去解决，这和她的母亲精心调配的晚餐也有关。我们会告诉父母，要想孩子排便通畅，有三件东西需要得到保证：水、油、纤维。肠道顺畅的小女孩，在行为和情绪的管理上进步也是比较快的。

参考文献

[1] Tønnessen F E, Løkken A, Høien T, et al. Dyslexia, left-handedness, and immune disorders[J]. Archives of Neurology, 1993(50):411-416.

[2] BOONCHOODUANG N, LOUTHRENOO O, CHATTIPAKORN N, et al. Possible links between gut–microbiota and attention-deficit/hyperactivity disorders in children and adolescents[J]. European Journal of Nutrition, 2020(59):3391-3403.

[3] Özyurt G, Öztürk Y, Arslan F D, et al. Increased zonulin is associated with hyperactivity and social dysfunctions in children with attention deficit hyperactivity disorder[J]. Comprehensive Psychiatry, 2018(87):138-142.

第❹章

逃离母亲的 14 岁

第一眼见到大明，阳光帅气。他有 175 厘米高，肩膀宽宽的。他腼腆地对我打招呼，微微地笑，露出的白白的牙齿很好看。

大明的妈妈陪着他来的。大明妈妈给我的第一印象是她的眼神，很严厉，是一种喜欢论断的眼神。她会习惯性地上下打量陌生人，目光冷静，内心审判。

我笑着问大明："今天来找我的目的是什么？"

大明看了他的妈妈一眼，而对方正"事不关己"地拿着手机，在发信息。我猜测她是个中高层管理人员，她严肃苛刻的表情告诉我她在和同事进行手机对话。

大明开始叙述自己的困惑：马上要升高中了，现在数学和物理的成绩都很好，在班级里排前三，但是语文和英语就是不行，在班级里倒数第三。他自述小时候会抗拒阅读，但是从小学四年级以后也喜欢上阅读了，尤其喜欢看福尔摩斯破案类、常青藤小说等。他认为自己的作文比阅读理解要稍微好一些。

　　大明的体育成绩很好(看身材就猜到了),尤其在长跑和短跑方面,他曾经拿过年级长跑的第一名。此外他的篮球和跳绳也都不错。他很喜爱运动,只可惜日常的学习生活太忙碌,挤不出太多的时间来运动。

　　大明在小学时曾被诊断患有 ADHD,药吃过半年,有效果,但是副作用大,主要是没有胃口,而且变得没精神,所以就停药了,此后没有再服过药。大明觉得自己还是有注意力缺陷的问题,尤其在不感兴趣的课程上,有时自己会突然回过神来,才发现不记得老师刚才说了些什么。

　　我问大明:"你觉得自己的记忆力怎样?"大明回答说:"还好吧。"这时,大明妈妈从手机后抬起头来,目光里带着轻蔑和挑战说:"真的吗?不对吧。所有要求记忆的东西对你来说都是挑战。小时候从 1 数到 100,都有困难。前晚默写的都对,第二天考试就会出错,还说自己记忆还好?"

　　大明面露难堪,没有作声。我继续问大明:"你最早的记忆都有些什么?能讲给我听听吗?"大明说他记得一两岁的时候,在重庆,下雪,他摔跤了。他还向我描述了 3 岁时上的幼儿园是什么样的,提到了台阶、当时的老师的样子。

　　这时,大明妈妈正看着大明,我笑着问她:"他记得对吗?"大明妈妈回答:"是自己记得的吗?后来听别人讲的吧?"

　　大明的脸色越发难看了。面对一个凡事质疑、凡事否定的妈妈,大明的反应属于那种能压得住脾气的类型了。换作别的孩子,恐怕早就炸了。

　　我看到大明背着一个很大的书包,我问他:"里面是不是有作业?我能不能看看你的作业或者笔记?"

大明极为配合地拿出了所有的本子，有课堂笔记，有作业本。在他自认为最工整的一个笔记中，我发现一些常用字出现了笔画上的遗漏，涂抹痕迹很频繁。字与字之间的空当不清晰，有的是两个字扭在一起，有的是前一个字的右边偏旁和下一个字的左边偏旁写在了一起，导致我也不认识了。经我提示，大明才觉得自己的字写得有些异样。大明在常用的字上会经常写错，他觉得有时候那些字就忽然想不起来了，有时候想起右边的部首，写下来后才会想起左边的偏旁应该怎么写。

大明的字写得大小不一，但是总体来说，字写得很小。他说自己的字是从八年级之后开始写得工整的。这时，我又听到了大明妈妈鼻腔里发出的不屑的声响。

我让大明做了试卷和阅读测试之后，给他的初步评估是阅读障碍症，共患以注意力缺陷为主导的 ADHD，但是 ADHD 不如阅读障碍症明显。

我拿出了一张大脑的图片，向大明介绍了阅读障碍症是大脑里哪些神经链接线路出了问题。当然，这个图片针对的研究对象是英语学习者。但是无论字母体系，还是汉字体系，共同的认知是阅读障碍症是神经认知的障碍，和一个人的智商无关，所以尽管阅读障碍症患者在文字的解码、拼写，以及写作上有障碍，但是不妨碍他们在诸多方面有优势并取得成就。很多阅读障碍症患者有超强的逻辑思维、推理及创造能力。

阅读障碍者阅读的速度慢，脑力都耗费在猜字和试图理解文章的意思上。词汇从大脑里调取也很艰难，这大抵可以解释为什么大明常常忘记常用的字怎么写。左右偏旁的字，他凭借着记忆努力写出来，就不会那么重视一个字的整体性和美观性。

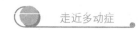

对一种语言的解码能力差，通常对另外一种语言的解码能力也差，这也可以解释为什么大明在语文和英语的学习能力上一样弱，远远不如数学和物理。

而阅读障碍症会引发常见的 ADHD 表现，比如注意力缺陷，但不会引发 ADHD。我认为大明有明显的阅读障碍症倾向，但是不确定他有因阅读障碍症引发的 ADHD 表现或 ADHD。要想明确这点，大明需要进行更全面的测试和评估，虽然我认为这不是很重要。能够了解自己的优势和挑战才重要。大明对此说法连连点头。

接下来，我对大明说："关于阅读障碍症，我和你分享一个好消息，还有一个坏消息，想先听哪个？"

大明此时的眼睛睁得大大的，充满了期盼和好奇。我相信他今天得到的信息，已经震撼到了他。他毕竟 14 岁了，我解释了他在学龄期间承受的一个最大困惑。

"我们大脑外部有个叫大脑皮质的东西，上面有小孔孔，它是大脑的基本处理单元。它们的功能就像电话听筒上面的小孔一样，小孔之间有突起，是传递信号用的。有研究发现，阅读障碍症的小柱之间的空隙太宽了，导致突起链接的距离太长，它也许能够解释，为什么同样的声音解码，阅读障碍者比典型人群要花费 5 倍以上的脑力来把一个字解读出来一个音。当然，汉字的解码还涉及形状、发音和含义之间的协调。然而，我们常说'上帝关上一扇门的同时，也会打开一扇窗'，这个特质又带来一些先天优势，比如空间想象力好，他们能够迅速地把零碎的信息整合到一起。大明，你知道吗？有研究说爱因斯坦、达·芬奇、毕加索等都有阅读障碍症，美国宇航局（NASA）的火箭科学家中每两个人当中就有一个阅读障碍症，有人还把阅读障碍症称为麻省理工病。"

大明受到了很大程度上的安慰，他开心地笑了。此时，大明妈妈也在全神贯注地听我分享。接下来的坏消息，我其实是说给大明妈妈听的，也算是替孩子解解气。

"坏消息是美国的青少年犯罪当中，70% 的人有阅读障碍症。阅读障碍症孩子的高中辍学率是 35%。这些孩子因阅读和学习的速度慢，不受老师的待见，也常常被老师和家长指责为学习不努力、学习态度不好等。在情绪上，学生由于长期累积的挫败感和困惑，有的甚至接受了别人贴给自己的标签：懒和笨，从而内心产生严重的焦虑、愤怒和自我评价降低。"

大明的眼圈红了，他低下了头，不想被别人看见。大明妈妈咬着嘴唇，也默不作声。

我拍了一下大明的胳膊，问他："想知道如何应对吗？"

他抬起头说："想。"

"首先，你不可能是个笨或者懒的孩子，因为你的数学和物理很棒，那是需要智商支撑和付出努力的。其次，阅读障碍症需要干预，也就是说需要通过阅读来不断提高个人的阅读速度和能力，但是到了初中以后，我不建议再花费大量力气去提高阅读能力了，而是要结合个人的优势和潜能，充分利用各种辅助方法，如科技手段，利用自己擅长的方式去学习。

"读书是为了什么？读以致用，读以修为，读以致乐。读书是一个不断更新自己的过程，读书是一辈子都要做的事情，但是读书有很多种方式，而阅读只是其中的一种。我们可以用眼读（包括聋哑人），用手摸（比如盲人），用耳听。阅读障碍症的孩子，可以充分利用耳朵和口语表达力来学习，同时慢慢训练自己的用眼阅读能力，两者要结合着进行，不能顾此失彼，不能将所有的脑力都用在训练自己的用眼阅读上，因为我们还得保证跟上同龄人的学习进度。我们也不能完全借助科技，比如文字声音互换软件、键盘调取文字等，而不去干预阅读障碍，因为随着年龄的增长，阅读可能越来越费劲，甚至影响日常生活。阅读障碍症很难彻底根治，但是早期干预会促使大脑里重新塑造线路，会让这个人逐渐成为越来越好、越来越快的文字阅读者。

"大明，你马上进入高中了。我想恭喜你，你已经走过了最艰难的小学和初中阶段。上高中以后，要充分利用各种灵活的辅助手段将弱科目的学习抓上来，利用自己的优势去申请个好大学。等上了大学之后，你的日子会越来越好，因为那时的你会有专业方向，你不必去学习所有的科目和掌握所有的技能。你只需要选择自己喜爱并擅长的，扬长避短，你就会很容易出彩的。"

大明离开时，我被他眼中的感激温暖到了。大明妈妈也放下了之前的傲慢和不屑，连说了几声"谢谢"。

过后，令我感慨万千的，不只是阅读障碍症孩子的艰难成长经历，大明妈妈和大明的亲子互动模式更令我唏嘘不已。于是有了下一篇：ADHD 亲子关系篇。

ADHD

亲子关系篇

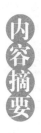
内容摘要

该部分收录了 4 章内容。

第 1 章从一个令母亲抓狂甚至丧失理智的孩子说起，讨论了家暴问题、父母的精神健康状况，还有 ADHD 的类似行为并非只有 ADHD 等，随后该章借用美国佛罗里达州一男孩谋杀妹妹的案例，讲述了家庭内常见的手足关系、父母的应对，以及如何重建亲子关系。关键词条：家庭暴力，精神健康，手足竞争，亲子关系，问题行为。

第 2 章从解析一个 6 岁的抑郁的小男孩的行为开始说起，引出了儿童焦虑症，以及其他可能的精神健康问题，例如创伤后应激障碍（PTSD）和儿童抑郁症。该章讨论了从儿童绘画的细节处反映出来的情绪和情感，孩子由老人或者保姆抚养的利弊，儿童课余时间的合理规划和安排，父母的养育心态和方式，父母高质量陪伴的重要性，以及父母需要做平衡工作与家庭的功课等。关键词条：儿童焦虑症，儿童抑郁症，创伤后应激障碍（PTSD），家暴，儿童绘画，养育，家庭与工作的平衡。

第 3 章从一位 ADHD 少年与 ADHD 母亲的故事说起，谈到了 ADHD 人群的常见共患病：抑郁症，涉及了成人抑郁症和青少年抑郁症。家暴，其中有父母对孩子的家暴，夫妻之间的语言暴力和冷暴力，哥哥对妹妹的家暴，还有孩子对父母的家暴，以及如何修复破裂的关系，如何应对儿童暴力，如何发现孩子的暴力苗头。关键词条：成人抑郁症，青少年抑郁症，语言暴力，儿童暴力，家暴，霸凌。

第 4 章讨论了儿童网瘾对亲子关系的挑战，尤其是 ADHD 儿童。内容包括了美国 AAP 对儿童接触屏幕的指导，网瘾形成的原因，屏幕合理使用的时间，游戏时间的替代活动，孩子的时间计划和管理，孩子与科技的健康关系，电子游戏的利弊，家长如何干预和管理，成人与科技的健康关系等。关键词条：网瘾，电子游戏，时间管理，屏幕时间。

第①章

来自地狱的小恶魔

"他故意将浴室里的下水口堵上，故意拉开车门，想让妹妹摔下去，所有的老师和同学都讨厌他，我恨不得他死。"

这是一位素未谋面的妈妈发给我的信息。起初我看到"我恨不得他死"这句话时，只是感觉有些悲凉，我以为是情绪使然，然而她接下来的信息内容就令我极为震惊了，并且感觉到强烈的不适。

"我对他的家暴越来越严重了。我用浴袍的带子勒住他的脖子，把他从床上拉下来，我踢他的肚子，一下又一下，我感觉自己整个身子都踏上去了。"

"老师，您知道吗？他天生一副恶人相，勾肩耸背、贼眉鼠眼的，他的存在激发了我这一生对外人都不曾有过的恶。我给他买了保险，我天天诅咒着他出门被车轧死，上学时被同学不小心推下楼去。想到他能死，我会开心地笑出声来。"

我在读这些信息时，心跳加速，隔着屏幕，我能嗅到一股恶狠狠的味道，看到了一张杀红了眼的狰狞面孔。我能够确认这位妈妈的真实存在，因为她是我在暑期回国时，经某位朋友或者朋友的朋友介绍来的，她申请成为我的微信好友，我通过了她的申请，但鉴于我的咨询工作内容涉及特殊儿童，我从来不会主动问询咨询者的介绍人是谁，即使对方主动提及，我也会迅速引导这类话题的结束。

我没有第一时间去回复，而是立刻查阅了中国的相关法律。作为一名特殊教育工作者，当我嗅到我的患者有潜在的危险意识或者举动的时候，我是否应该报警？我在网上找到了一个看起来相对专业的回答：在咨询前，与患者之间应该签署个保密协议及保密例外，其中涉及虐待儿童的就属于保密例外。还有一位网络认证的律师回答：如果患者可能实施重大犯罪，可以报警。

但是，我不知道这位妈妈的真实姓名，我也没有见过她和孩子，对于她的描述，我嗅出了一定的危险，那是和她们的精神健康状况相关的，但是我判断不出事情的真正严重程度。我邀请他们到上海来面诊，但是这位妈妈觉得时间上安排不开。我后来没有接受她的远程视频咨询请求，我这样回复了她：

"这位妈妈，您好。根据您提供的简要信息，视频咨询不会有太大的帮助。初步感觉孩子的情况，如果真如您描述的，不只是多动症那么简单。如果他有伤害妹妹的动机，我建议您立即带着孩子去精神卫生机构做一个全面的检查。另外，您自己的精神健康状况同样令我担忧，也建议您立即寻求专家的帮助。您现在养育着两个孩子，如果自己的精神健康方面受损严重，是没法带好孩子的。"

她回复："好的，谢谢老师。"

这是我没有接手的一个案例，却给我留下了深刻的印象，并且，每每想起它，我都会悲从心生。

在中国，我们常常将 ADHD(attention deficit hyperactivity disorder) 称呼为"多动症"。"多动"这两个字很具有误导性，因为多动只是 ADHD 的一个症状表现而已，而且还不算是 ADHD 最核心的症状。

ADHD 不一定都有多动表现，多动也不一定就是 ADHD。如同开篇提到的小男孩，他的多动也许不是问题行为（比如故意堵下水道，故意让妹妹从车里摔下去）的原因，而是身心发育或者成长过程中出现障碍的结果，所以我无法根据母亲提到的多动而判定孩子为 ADHD。通常，我们需要给孩子做一个全面的评估，才能对他的情况做完整而准确的了解，包括但不限于他的出生情况、成长环境、健康状况、家族遗传病史，以及运动能力、认知能力等方面的测试。

这个案例，我没有实际接触，所以不能给出具体的干预方案，但我想这里面可能涉及手足问题。

2020 年初，美国的佛罗里达州发生了一起悲剧，一个 9 岁的男孩，趁着妈妈外出去买糖果的 10 分钟，从厨房里拿了刀，在卧室里刺伤了自己 5 岁的妹妹。妈妈回来时，听到男孩在喊"去死，去死"。妹妹重伤，就医后康复。

男孩以一级谋杀被逮捕并起诉，第一次开庭，法官要求对男孩做精神分析。几名精神病学家和心理医生对男孩做了评估后，认定他尚不适合过堂，因为他意识不到杀人的后果是什么，理解不了即将经历的法律程序，也讲不清楚事情的来龙去脉。他说想杀死妹妹的想法，是事情发生的两天前突然进入脑海里的，他甩不掉那个念头。

精神鉴定的结果是男孩无罪释放，他没有直接回家，而是被儿童机构先接走，再决定未来何去何从。

那么，这次事件是一次突发事故吗？我认为，世界上没有无缘无故的事件。

记者从一位邻居那里了解到，小男孩做坏事不是第一次了。他曾经有一次破坏过这位邻居的窗户，从厨房里偷了东西吃。邻居很困惑："难道孩子饿成这样吗？"他还提到社区里的孩子们都害怕这个孩子，躲他远远的。这位邻居叹息说："他需要帮助，我们都看出来了，但是没人帮助他，所以才会发生这样的悲剧。"

我的职业经历告诉我，任何事情不能单线归因。我们不能简单将这个事件归因为手足竞争，但是手足竞争可能是其中一个因素，它也的确会给整个家庭带来很多困惑和精神压力。

手足关系并不简单，它和父母的待遇、性格、经历，家庭内外的影响有关。兄弟姐妹待在一起的时间一般比父母还多，难免会有各式各样的摩擦。有人说家里有了第二个孩子之后，那真是"抢不完的东西，打不完的架"。当摩擦发生时，父母的参与以及弱沟通和欠考虑的解决办法，都会使得手足关系越发紧张。父母在人前人后有意无意地对孩子们进行评价和比较，也会将孩子们放置于彼此的对立面。

孩子们出现争宠的行为，无非是想得到父母更多的关爱。我们可能觉得：9 岁的男孩不应该与 5 岁的女孩争宠啊？哥哥不是应该宠着让着妹妹一些吗？

那么我来分享下我的一个案例，来看看"谦让"的背后，都在发生着什么。

这个家庭有一个 8 岁的男孩和一个 5 岁的女孩。两个孩子都很健康，来找我咨询的目的，无非是想锦上添花而已。我让两个孩子画画，在画画的过程中和他们聊天，孩子们的父母在旁边做听众。

我问哥哥:"会和妹妹吵架吗?"他说:"会的。"我又问他:"会动手吗?"他说:"不会。"紧接着他好像突然重视起我这个问题来,他的音量一下子提高了,他说:"我有时候就那么走着,妹妹会突然大叫,说我打他,然后爸爸就来骂我。"我转过来轻声问妹妹:"故意大叫,是因为你知道爸爸听见后,就会过来骂哥哥,对吗?"那个5岁的小姑娘表情神秘地笑了一下,她矜持地点了点头。

其实,这绝对不是他家的特例。我相信家里有哥哥和妹妹的,年龄距离在10岁之内的,在童年时遭遇的类似情形绝对不在少数。我的儿子和女儿正好相差4岁。可以说,我女儿从2岁起,在嘴战上从未输过哥哥,而且她特别懂得戳哥哥的软肋,以及按照预判的结果来掌握刺激哥哥的尺度。而哥哥,嘴巴骂不过,又不能动手(因为这是家里的规矩红线),于是吵架时哥哥像一只被关在笼子里的困兽,急躁得来来回回地走。

家长们可能觉得,哥哥凡事都应该让着妹妹,这是理所当然的。那么,我也想回问这些家长:"未来,当你的儿子在家里凡事让着老婆,在公司里凡事让着女同事,没有底线的那种,你还会认同吗?"可能有的家长觉得这不一样啊。其实道理是一样的,我们每个人都有各式各样的角色标签,无论是哥哥还是妹妹,他们的核心标签,都应该是一个独立和讲理的人。哥哥不能软弱可欺,妹妹也不能恃宠而骄。

父母在养育两个及以上的孩子时,应该注意以下事宜:

(1)不要比较、贴标签,或者流露对某一个孩子的偏爱;父母需要经常赞美孩子,但是不要赞美孩子的智商或者才能,比如"我们家女儿的情商很高""我们家大儿子特别聪明",而是要赞美孩子做事的过程、付出的努力、取得的进步,我们把这个称作"过程赞美"。这个过程赞美,要给予每个孩子同样多的关注。

（2）给孩子灌输他的归属感，他不只是他自己，而是一个更大的集体中的一部分：一个家庭、一个团队的一员。这能够帮助孩子从小树立起"小我"必将融入进"大我"的观念，这在他的成长过程中非常重要。

（3）给每个孩子单独的陪伴时间，比如单独的约会（看电影、吃大餐等），尤其在孩子需要父母的关爱和扶持的时候，一定要给予单独（特别）的陪伴。

（4）当孩子情绪爆发时，耐心地帮助孩子分析自身的问题，并提供解决的建议方法。在调解孩子们之间的矛盾时，父母不可在一个孩子面前说另一个孩子的坏话，以此试图调停纷争，这样做只会让兄弟姐妹之间的关系出现更大的裂痕和矛盾，甚至带入成年，这和挑拨离间没有什么区别。

（5）关注孩子，不要放过孩子表现出来的不合适行为和不适龄行为。ADHD 孩子，比起同龄人，可能存在更多的问题行为，如丢三落四、粗鲁地打断别人讲话、乱碰人和乱拿东西等。父母应该区分出哪些行为是需要立即干预的（比如青春期的小孩会碰触异性），哪些行为是需要包容的，哪些是允许他按照自己的节奏来慢慢改正提高的（比如脏乱差的生活习惯）。

（6）关注孩子在家里和学校里的霸凌或者被霸凌迹象，并及时进行干预。孩子出现情绪或者行为问题的时候，源头无非就是在家庭内或者学校里。

如果青春期前的孩子出现了要伤害手足的迹象，如本章开头提到的案例，家长们应该怎么做呢？

首先，如我给那位妈妈的建议，立即寻求专业帮助。孩子需要做精神健康评估，这位妈妈也需要。该吃药的吃药，该做心理咨询的就要去做。

其次，父母将自己的身心调理到一定的稳定水平之后，应立即着手家庭关系的重建。这个家需要变成一个不被情绪掌控的家庭。固然，多多地陪伴这个儿子，给他更多的关注很重要，但是如果家长突破不了儿子的心灵堡垒，进不去那扇不知什么时候已经对父母彻底关闭的心门，即使父母给再多的关注和爱，孩子都是接收不进去的，所以父母要重新树立的是孩子对父母的信任、安全感，以及与孩子的链接。那怎么去做呢？我在这里提供几个小参考。

（1）每天拿出一点时间，与他单独相处，一起做他喜欢做的事情，让他感觉到父母的爱是真实真诚的。

（2）多安排一些家庭娱乐，比如看喜剧、做游戏，哪怕是枕头大战，这些会帮助孩子慢慢处理和修复他曾经有过的创伤情绪。

（3）当孩子已经动手打人之后，在确认被打的兄弟姐妹没有受伤之后，带孩子去一个单独的安全的空间。此时父母应该在内心告诉自己：孩子是个好孩子，是个善良的孩子，他只是又没能控制住自己的情绪。父母的任务是帮助孩子把内心的情绪带出来。人类的情绪有个特点：我们能够感受到它们的时候，它们就不见了。

（4）如果孩子不会表达自己的情绪，不知道点燃他怒气的刺激因子是什么，父母可以用平静和同情的口吻来帮助他描述："刚才一下子很难控制情绪，是吗？你的妹妹还在哭，她说胳膊很疼。我看到你也很难过，是吗？你可以告诉我的……"只要父母足够真诚，敞开心来沟通，带着同情和理解，孩子会突破以前的麻木，他可能开始吼叫、控诉。这是好事，家长应该告诉他，生气是正常的，我们都会难过，都会生气，甚至我们因同情孩子而和孩子一起落泪。我想情绪能够发泄到这一步的时候，孩子应该已经在父母的怀里哭泣过并且渐渐平静下来了。

（5）可能有的家长还是要问："如何让哥哥对妹妹好一些呢？"当孩子对爱的寻求在父母那里得到了满足之后，他对年幼的兄弟姐妹就没有敌意了。如果他是老大，家长就辅佐他做老大吧，哪怕他的身材和胆量不如弟弟妹妹。

所以，当孩子出现问题行为的时候，我们应该先想一想，作为家长／老师，我们自己的行为是否需要改变，而不是只想着改变孩子的行为。当孩子的问题行为出现的时候，我们应该绕过行为的表面形式，去探索行为背后的根源是什么，他为什么会这么做，我们再学习一些有效的干预策略，然后在执行的过程中，我们应该坚信孩子会有进步，进而会成功的。不然过早地给孩子贴上标签和"定罪"，孩子想迈向我们为他设定的目标的内驱力又从哪里来呢？

我后来没有再跟进本章开头提及的母亲。我虽然说了很多大道理，但是遇到"病"得很重，可当事人不认可，并不愿意在自身找原因的情况时，我能给予当事人的帮助，将是极为有限的。

第2章

悲伤的6岁男孩

东东是爷爷陪着来的，我让爷爷在外面隔着玻璃望着，我想和东东独处一下。

孩子的眼神，忧伤而空洞，他坐的位置，正好能够看到工作室的窗外。窗外是一棵枝叶繁茂的大树。

我把画本放在东东的面前，说："东东，画幅画吧，画什么都行。"6岁的他冷静地看了我一眼，说："我不会。"我再问："那太阳呢？"他还是说："不会。"东东拒绝我的时候，眼睛望着我，目光非常坚定、果断，还有些冷漠、防备，甚至挑衅的意味。

我翻着画本，轻声地对东东说："你看，这个是一个10岁小哥哥画的太阳，这是一个8岁小哥哥画的太阳，还有这个，是和你一样大的小朋友画的太阳。"我再把画本翻到空白页，鼓励东东说："你肯定会画太阳的。"

他终于肯拾起笔，在大大的画纸中间画了一个不到1厘米直径的太阳。我继续鼓励他画月亮、火柴人、房子、树、花、星星，每一个都是小得不能再小了，但是画得写实。我夸赞了他。

东东今年 6 岁，两个月后就要上小学一年级了。家长送他到我这里来是因为东东几次从幼儿园跑出去，而且非常抗拒上课。

我问东东："中午吃饭了吗？"他说吃了。我问在哪里吃的，他回答幼儿园。我又问吃了什么，他并没有像一般的淘气小男孩一样嫌弃我的啰嗦问话，他回答："不记得了。我只吃了一点，肚子疼。"

东东的小脸，不似一般 6 岁小孩那样新鲜、有弹性、有光泽，所以当他说肚子疼的时候，我知道孩子说的是实话。我让他指给我看是哪里疼，他用手掌捂的部位是胃部。

"吃药了吗？"我问他。

"早上吃了。"他回答。

有一瞬间，职业使然，我怀疑东东家人给他吃的药会不会是 ADHD 的用药。不然孩子看上去怎么木木的，没精神，胃口又不好，这些都符合 ADHD 服药后对小部分孩子产生的副作用表现。我当时是不愿意一下子相信，才 6 岁的孩子，就开始饱受胃部不适的折磨。

我问东东早上吃了什么药，他说是白色药片，吃了四粒，他不喜欢这个，他喜欢以前颗粒的，但是妈妈今早不给他吃。我又怀疑自己的直觉错了，孩子说的应该是养胃颗粒。

我问他："现在还疼吗？"他摇摇头，说疼一下就好了，然后眼光再一次望向了窗外，空洞，出神，脸上没有喜怒哀乐，或许更加准确地说，有一点点"哀愁"。

我问了东东一些家庭的情况。他的口语表达能力在同龄的小男孩当中属于口齿伶俐清晰的。他说家里没有兄弟姐妹，姥姥姥爷和他们住在一起，爸爸妈妈工作很忙。

我问他放学后回家都做什么，他说什么也不做。"不看图画书吗？"，他回答："不看。"我又问他玩游戏吗，他说不给玩。"那你看电视吗？"他说"不看"，"玩具呢？"他回答："不玩"。他大概不想我继续问下去，补充说他就躺在床上，什么也不干。

6岁的孩子，尤其是小男孩，维持对话的能力，相对女孩要弱些。我继续引导着对话："会在小区里玩吗？"他看了我一眼，说："会啊。那里都是我兄弟。""兄弟"两个字从一个6岁小男孩口里说出来，有点耐人寻味。我问："你们都玩什么呢？"他说："打架。"

我望着孩子纤细的身板和暗黄的脸色，问他："你能打过他们吗？"东东一下子来了精神，他说："没人敢惹我，我能把他们打出血。四年级的也怕我。"

"你把人打出血过吗？"我问东东。

东东说没有，并说："但是我爸爸把我打出血过。"

在我的鼓励下，东东说爸爸经常下班后喝酒，喝很多酒，回家后就打人，主要打他，还使用家里的小木棍。后来旅游时，东东将那根木棍扔了。东东说："他把我打出血了。"我问东东："现在还打吗？"东东回答说："不了，现在喝酒后，妈妈就不让他回家，让他在单位里睡觉。"

"爸爸打你的时候，疼吗？"

"不疼。"东东毫不犹豫地回答。

"那，你恨他吗？"我有点犹豫地问东东。

东东的嘴角出现一丝冷笑，他点了点头。

又经过无数次的短对话，我了解到最近在幼儿园大班上课时，东东遇到了一位非常严厉的老师，要求他必须写字，他不肯写，说胃疼，就趴在了桌子上。老师认为他是装的，就不允许他趴在桌子上，他感觉特别委屈和愤怒，于是从教室里跑了出去。

我问东东："数学的加减法会吗？"他说会。他这时的态度，从刚进来时的抗拒，已经发生了一些变化。我口头考了他3道两位数的加减运算，他心算很快，而且准确。

我让他把会的中文字写几个，他想了想，写了"上""下""人""日"，然后放下笔说其他的不会了。他写的这4个字，大小不一，"上"字的笔画是从底部向上写的。

我问他："会写英文字母吗？"他写了大写和小写的A和B，其中小写的b写成了d。

虽然他自述只会写简单的几个汉字，但是我让他在画纸上签名的时候（他的名字的汉字笔画算是很复杂的那种），他还是一笔一画地写对了，只是笔顺上错误很多，名字中的3个汉字写得大小参差不齐，像画出来的一样。

最后，我对东东说："东东，你可以和爷爷回家了。谢谢你陪我聊天。"东东没有立即起身，而是再次望着窗外，定住了一会儿后，起身走了。我再一次感受到了6岁男孩的悲伤情绪。

次日，我和东东妈妈通了个电话，我进一步了解到如下事宜：

（1）东东的胃病：妈妈带他去医院检查过两次，说是胃痉挛，医生开了药。东东提到的药片，确实是胃药。妈妈说东东脾气急躁，容易上火，也有些挑食，所以胃功能一直不好。

（2）我问东东妈妈："爸爸以前打他，你觉得他记恨爸爸吗？"东东妈妈回答说："应该不会吧？好的时候东东也会和爸爸一起说笑。"东东妈妈承认自己也曾动手打过他，但觉得孩子应该能接受父母打他。

（3）东东妈妈说东东天性谨慎多疑，感觉总是在暗处观察人一样，遇到陌生人，好像心里会给别人先打分，觉得可以的，才会开始交谈。

我对东东的初步评估结果为儿童焦虑症、阅读障碍症风险，以及创伤后应激障碍（PTSD）风险。

被父亲家暴，用棍子打，打出血，肉体上的伤口会愈合，精神创伤会随着时间而治愈吗？

大多数的科学家都会同意，3岁之前的记忆当事人一般是记不住的，但是他们可能记不住的是具体的事件，而事件带来的情绪印记仍会持续很久。曾有研究发现，一些被婴儿认为"威胁到生命"的事件，比如经历手术、与照顾者分离，或者目击暴力，都会在婴儿的大脑里形成创伤记忆。这些记忆可能不会被他们描述出来，但是它们存在于体内，之后可能通过玩耍行为、喂养行为、社交行为，或者监管行为体现出来。

我曾经认识一位大学毕业生，他的父亲是一个民营企业家，在一次工地考察时，升降机突然失灵，从高空坠下，父亲不幸身亡。他久久不能从父亲的事故所带来的创伤中走出来。我问他："你和父亲生前关系怎么样？"他从随身的双肩包里掏出了一个记事本，很破旧的，从后面翻开，递给了我。在那张破旧的纸张上，我看到了长短不一的一条条横杠和日期。我疑惑地看着他，等他说话。

他说，那里记录的是父亲打他的日期，还有轻重程度。线越长，表明下手越重。满满的两页纸，大概有几十次。

我问："你每次都记录吗？"他回答说："也不是，这个记录是上小学之后开始记的。"他追记了上学前打得厉害的几次，但不是全部。小时候挨的打更多，所以他实际上挨的打，比记录的多很多倍。

"你记录这个，父母知道吗？"

"应该不知道。这是我心里最大的秘密，从未告诉过别人。"他说。

"最后一次挨打，是什么时候？"

"大概 13 岁吧。我当时比他高了，他想扇我的耳光，被我抓住了手腕。我很用劲，他放弃了，以后再没动过手。"

"你一路记下来，心里是有什么打算吗？"

他痛苦地闭上了眼睛，摇摇头，说："这个本子，我一直带在身边。它是我的耻辱，我告诉自己要牢牢记住它。我曾经想象过很多报复他的场景：等我大了，我就打到他满地找牙。后来大些了，尤其是他不再打我了，我觉得没法用打回去来报复他，毕竟他还是我妈的丈夫。我后来就又想，等有一天我成功了，我要让他向我道歉，我要指着这些线，一件件地讲给他听，让他好好回忆下当初都是因为什么动手打我的，最后我要告诉他，我永远不会原谅他。"

说到这里，他放声大哭。待平静了一些之后，他说："他就这么突然走了，我连句谴责他的话，都没来得及说。"

最后，他在我的面前，主动将本子烧了，算是对一段长久的痛苦回忆做了一个简单的告别仪式吧。

孩子是否会记恨父母的打骂行为，这个确实因人而异，主要看孩子与父母之间的感情基础。陪伴孩子很少的父母，或被孩子认为是完全不懂自己的父母，其打骂是容易受到更严重的反弹的，反之，如果陪伴孩子很多的父母，给了孩子大多数欢乐的时光，日常有良好的沟通基础，偶尔打骂一下，孩子肯定更容易释怀些。

东东的身边，是不缺少照顾者的。除了偶尔喝酒闹事的爸爸之外，他还有姥姥姥爷和妈妈，但是东东为什么会表现出极大的焦虑和缺乏安全感呢？东东画里的内容，尺寸都很小，令人觉得很压抑，能猜测出画画者性格内向、自卑、焦虑及情绪不稳等。

我告诉东东妈妈，我觉得东东的内心很孤独，我问："他在姥姥姥爷身边，欢笑的时候多吗？"东东的妈妈想了想，说："我父母是典型的传统又谨小慎微的人。他们平日也是不苟言笑的，日常批评孩子多于夸奖。我小时候就是在他们的批评声中长大的。"

东东还没上小学，我建议东东妈妈以后特别留意下东东的学习状况，看看有无汉字的识字困难。如果发现苗头，不管是不是阅读障碍症，赶紧给孩子更多的扶持和干预。另外趁着孩子年龄小，将孩子的肠胃调理好，重视孩子的焦虑及情绪行为。

接着，我又谈到了东东的课余时间。几乎所有的家长都不喜欢孩子玩电子游戏，但是很多家长在强硬禁止的同时，忽略了一个重要的问题：你不让孩子玩游戏，他知道要干些什么吗？他知道如何打发课余时间吗？

都市的父母，工作太忙，责任太大，觉得自己照顾不了孩子，于是请保姆，或者接老人同住，或者采取老人看着保姆，保姆看着孩子的办法。我举个真实的例子，来说明这样养育孩子的弊端。

有一天，我的一个好朋友告诉我她创业很辛苦，我之前没听说过她创业。原来她指的是家里。她有两个年幼的孩子，她把老人从老家接过来，然后雇了两个保姆，一个负责家务和做饭，一个专门带孩子，而父母负责监督保姆们。于是，她每次回到家，在被公司耗尽了所有能量的情况下，她面对的是更为复杂的人际关系，更难处理的一地鸡毛琐事：孩子哭诉外公外婆，保姆投诉老人，老人投诉保姆，姥姥还要投诉姥爷，顺便还要说女婿的不是。有一次，我朋友下班回家，心情极其低落，觉得还没进门自己的精神已在崩溃边缘。她进门后，面对迎着她走来的母亲和一个保姆，没等她们说话，她大手一挥，说："所有人都闭嘴，都回到自己的房间去。"她问我："我是不是抑郁了？"

我问她："那你先生在这个'创业'公司里是什么角色呢？"

她说："就是因为他什么也承担不起来，我才又叫爸妈，又雇保姆的啊。"

所以，为了解决先生不管家、自己没时间和精力全管的问题，于是组建了一个看上去有组织架构，但员工素质参差不齐，职能分配不明确，考核制度不健全的这么一个"猪团队"。她感觉更加累了，孩子的性格越发乖戾，而老公彻底"废了"，成了家里的"隐形人"。

我曾听过几位年轻朋友说，等攒够了钱，等有了房子，再要孩子。我前面提到的好朋友，他们有经济实力，有很大的房子，她也说自己要孩子的时机不好。

问题真是出在时机上吗？很多年轻人说，如今的时代不适合养孩子，成本太高。我认同社会大环境的变化、时代的复杂性给养育责任带来了巨大的挑战。如今的孩子，出生和成长在互联网时代，在还没有足够的生活阅历和理智独立的分析判断能力的情况下，他们已经看到了纷繁杂乱和真假难辨的信息，这些对于自己都还没成长好的家长来说，是巨大的挑战，更何况是教养孩子呢？但是我们可否换个看待问题的角度：家长们干脆揭下"家长"的标签，选择和孩子们一同面对多变的时代，共同学习，一同成长，凡事沟通，互相尊重鼓励，彼此陪伴成长，这种教养方式会不会更加实用和有趣些？

而在家长和孩子都还没有找好自己的位置的时候，我们把老人和保姆请进门来，共同生活，进行多维度多层次的价值观碰撞，我不敢保证哪个成人会成长得更快些，但我敢说孩子的价值观体系会被冲击得乱七八糟。

儿童有焦虑症吗？所有的人都会有时不时的焦虑、害怕，或者担忧，但是儿童焦虑症的表现形式不仅仅局限于以上的特征，它也可能是焦躁不安或者容易发怒。有的孩子还会伴有睡眠惊扰、头疼、胃疼等。

而更加严重些的，是儿童抑郁症。它主要是指以前感兴趣的事情不愿意做了，对于有能力改变状况的事件也会觉得无助和绝望，情绪处于顽固性的悲伤／失望等。具体的表现形式如下：

经常感觉难过、绝望、易怒；

不再享受以前觉得好玩的事情；

饮食习惯发生变化，比如吃太多或者吃太少；

睡眠习惯发生变化，比如睡太多或者睡太少；

精力水平发生变化，比如易疲倦，懒洋洋，紧张，或者坐立不安；

无法专注；

感觉自己无用，自我评价低，存在内疚感；

有自我伤害／自我毁灭的行为。

我建议东东妈妈要并行关注东东的身体健康和心理健康。孩子的焦虑情绪是真实存在的，如果父母（或者老师）不理解或者不认同，会加重孩子的焦虑情绪。

一般来说，要分清孩子到底是哪一种焦虑症不是特别容易的事情，这需要家长更加细心，增加智慧，耐心地观察孩子，与孩子积极沟通，找到环境中的刺激因子，这些有助于帮助医生做出准确的诊断，也能帮助孩子尽快从困境中走出。

焦虑症的治疗通常使用心理疗法，或者药物，或者两者的结合。在心理疗法方面，认知行为疗法（CBT）比较常见且有效。这种方法通过教授孩子不同的思维方式、行为和对某些情况的反应，来减少孩子的焦虑和担心。CBT 的具体操作方法也是多种多样的，比如学习自身情绪、自我监控、放松训练、焦虑暴露等。

在儿童焦虑症的治疗过程当中，家长的角色至关重要。家长需要熟悉各类治疗方法及其优缺点，"带领"医生或者心理咨询师分辨出哪些方法对孩子更有效。有效的治疗方法，是经过不断摸索，不断调整才能得到的。在这个过程中，家长要时常审视自身的焦虑程度，毕竟一个焦虑的家长是无法帮助孩子放下焦虑的。

最后，治疗方案中还有最重要的一点，而且亘古不变的，那就是给予孩子足够的爱和信心。

我告诉东东妈妈，现在东东 6 岁，我建议她减少工作量，赶紧去温暖孩子，好好调理下孩子的身心需求，还来得及。我每次对忙碌的家长说这话的时候，底气总是有些不足，因为我理解现在的父母工作压力大。对于女性来说，工作与家庭之间的平衡，就像个美丽的神话。但是我们可以换个思考角度来看待这个问题。

如果家长因为忙碌于工作而忽视了对孩子重要时期的陪伴和教养，我们的机会成本如下：孩子在关键的成长期内没有得到足够的关爱，没有养成好的性格，没有养成良好的生活和学习习惯，没有树立清晰的价值观，那么孩子未来行走的每一步，家长都要跟着一路"灭火"，一路艰辛，一路心力交瘁。如果家长能在孩子成长的关键期内给予足够的爱和陪伴，把孩子身心健康的基础夯实了，那孩子以后的路是不是会走得顺利很多？家长是不是会有更多的时间来工作或者做自己喜欢做的事情？工作，只要我们愿意，可以做一辈子的，做几十年，做到 70、80 岁都可以，但是孩子需要家长的陪伴也就十来年！

我想引用下我很喜爱和尊重的李玫瑾老师关于儿童心理教育的一段话：

"我曾经遇到很多自觉无助甚至绝望的父母，他们面对自己养大的孩子时，突然发现孩子变得'陌生与可怕'，曾经非常乖巧的孩子突然变得狂暴，当他们无奈地向我诉说孩子的问题时，当他们把孩子领到我面前时，我只有一个感受：为时已晚，他们已经错过了心理教育的最佳时间。"

这里指的心理教育，包括高质量的陪伴、及时的情感引导、价值观的建设，等等，这么重要的事情，家长敢交托给保姆或者老人去做吗？

第**3**章
养育的情绪毒气

李玫瑾老师虽然从事的是犯罪心理和青少年心理问题研究，但是她的一些育儿观念却得到了广泛的认可和传播，其中包括一条：所有孩子的问题，根源都在家长身上。不管孩子出现问题时是在什么年龄段，最终都可以追溯到 12 岁之前的教育，再往前追溯到 6 岁之前的养育。

对李玫瑾老师的以上观点，我更加认同了。

我们知道，在 ADHD 儿童中，常见的共患包括品行障碍、对立违抗情绪、破坏性情绪失调、焦虑、抑郁、学习障碍等。比起神经心理发育健康的同龄人来说，ADHD 患者在情绪掌控方面面临的先天挑战就很大，而养育环境中的因素，可能会加重或者缓解情绪方面的行为。

有一位 17 岁少年的母亲来到我的工作室，孩子没来，因为孩子在高二升高三的这个暑假，已经正式通知父母他不会重返校园，正式辍学，并且不接受任何咨询和访客。他把自己锁在了房间里，只有吃饭时出来，也不与任何人沟通。

少年在小学时是别人家眼中的孩子——懂事、学习好，但是上了初中之后，学习成绩一落千丈，后来家长发现孩子身上有伤痕，随后知道学校里有个非常恶劣的孩子经常霸凌他，于是在初一下学期的时候，少年被转入了另一所中学。同时，家庭开始关注少年的情绪，带他去做评估，结果被儿童医院诊断为 ADHD。我没有见到孩子，也没见到孩子的评估报告，不过我看到了少年的母亲长着一双招风耳，她的耳廓上面薄而大，耳朵外翻的角度也偏大。我在 ADHD 争议篇第 4 章中详细讨论了我对 ADHD 群体耳朵形状的观察，这里不再赘述。我只是问少年的母亲："您觉得自己有 ADHD 吗？"我相信关注孩子的家长，一旦知道孩子可能有 ADHD 的时候，他们对于 ADHD 的相关知识一定掌握了不少。这位妈妈回答说："我有注意力缺陷，还蛮严重的。"

ADHD 不是她来找我咨询的重点。她想要解决的问题是如何说服孩子正常地返校。老实说，再厉害的心理咨询专家都没有把握做到，就像李玫瑾老师"毫不留情"地说过："为时已晚。"但是既然来了，而且这位母亲一脸憔悴的样子令人不忍，我让她讲讲孩子的成长经历。

少年转学后，成绩在班级里中等，但是中考发挥得很好，考上了本区最好的公立高中。妈妈觉得应该归功于吃药。孩子在诊断出 ADHD 之后，并没有开始服药，但是在中考前的半个月，他每天吃专注达，一天一粒。妈妈说，考试的超常发挥，应该和吃药有关。

少年上了高中之后，开始住校，但是他在优秀的同学群体当中，学习又开始有些吃力了。老师反映他作业完不成，熄灯后偷偷玩手机打游戏。于是，高中上了一个学期后，孩子就转回家住宿了，而那时，全球性的疫情开始了，孩子开始在家上网课，而网瘾和情绪反抗开始变得越发严重而约束不住。

2020 年的那个夏天，少年与母亲的对抗，被家庭内发生的一场更大的矛盾冲突激化了。少年的母亲给少年找来了一个家庭教师，是一个刚刚走出校园的大学毕业生。母亲在得知大学生还没有落脚处后，将家里的一个闲置房间租给了那位大学生，以交换他辅导儿子功课的费用。除了功课辅导，母亲还有一个纯良的愿望，她希望这个出身贫苦、励志阳光的大学生，能够将自己的儿子从恶劣的学习状态中解救出来。

意想不到的是，少年的爷爷奶奶找上门来，辱骂儿媳公然在家里养小男人，女人自然忍受不了这份屈辱，激烈迎战，当时的情景惹来了邻居们的围观，还有警察的上门干预。没几天，大学生搬走了，少年将自己的房门紧紧关闭，不吃饭时不出屋，没日没夜地在房间里打游戏。吃饭的时候，母亲曾试图与孩子交流，但是多半得不到任何的回应。

少年的父母关系一直不好，常年处于对彼此的冷暴力当中。儿子与父亲几乎是零交流。在爷爷奶奶打上门的那一次，父亲选择不参战，但是女人感觉她的丈夫是默默地站在了父母的那一侧。女人绝望了，咨询了律师之后，毅然提出了离婚诉讼。

然而，诉讼没能走下去。本来就爱啃指甲的少年，在餐桌前不停地剪指甲，那个样子执拗而吓人。夫妻俩放下手头的离婚官司，走进了心理咨询中心。

心理咨询中心安排的是家庭治疗，也就是一家三口坐在一起，敞开心扉来沟通，然而，心理咨询师没能控制住设计的局面。于是，整个的咨询时间里，夫妻双方当着儿子的面，血淋淋地控诉彼此，丈夫将所有的问题归结于妻子的精神健康问题。这样的咨询维持了三次，第四次，丈夫和少年都没有来参加，只有女人一个人来了。

此后，女人单独去做了三四次心理咨询，她也找寻了本市最有名、最难预约的心理专家。她说："现在全世界的人都说是我有问题，让我先把自己的抑郁症治好。怎么所有的错最后都落在了我的身上？"

　　女人哭得稀里哗啦，把一盒纸巾都用完了。她认为孩子的问题，主要是由与公婆发生的那次激烈冲突造成的，责任应当由少年的爸爸、爷爷和奶奶承担。她决定不会让他们好过的，只要儿子一天不好，她便会想尽办法来折磨丈夫和公婆，包括发各种谩骂信息和视频。

　　我表示认可女人的其中一个观点，那就是少年的问题并不是妈妈一个人的问题，但也不是与公婆那次大战而导致的问题，是养育和成长的环境早就出现了问题，比如婚姻关系、婆媳关系、亲子关系等。那次家庭战争只是个导火索，它引爆的是储蓄了多年的弹药，最终变成威力无比的炸药包。然后大家都受伤了，少年的情况变得更加严重了。

　　婚姻不幸福，夫妻常年冷战，我们很难去责怪其中任何一方。如果父母以孩子为借口而委曲求全一段婚姻，他们无论冷战也好热战也罢，都是在孩子眼前演绎着真实的"伤害"和"仇恨"，别说孩子患有 ADHD，任何孩子都禁不起家庭内这种恶劣情绪的毒气浸染。逃离，是孩子心底不断加强的信念；而不敢逃离或者对父母"窝里横"，是孩子自卑到了低谷，连出门的勇气都没有，他很瞧不起自己。

　　我不能对女人说"为时已晚"，真的说不出口。我和她分享了我经历过的成功的案例。一个和她儿子同龄的男孩，后来在网上加入了一个团契，是互相能够理解和精神上彼此扶持的那种，关键是这个团契有个成熟的领头人，他能够保证这个群体里有足够的正能量，能够彼此抚慰人心，还能带领着大家做一些有价值的事情，比如一些公益项目。这里特别值得一提的是，我听说过很多并不健康的团体。虽然迷路者在那里似乎找到了同路中人，但是无人引导，网友们变成了互相倾倒苦水和怨言的对象，甚至会逐渐夸大事物的负面性质，等于携手继续迷路了，还迷得更厉害。另一个成功案例的主角是与她儿子大致同龄、抑郁了几年的少女，她最终被一个心里早就认可的年长女性带领着走出了人生的幽谷，关键是她找到了愿意去尝试做的事情，从做事中寻回自己，这很关键。

很多年了，我始终忘不了一个年轻女孩曾经对我讲述的故事。那一年，她20岁，已经抑郁几个年头了。她是位非常聪明、有见解、思考逻辑能力很强的姑娘。她看过好几个心理医生，经验和思辨能力足到反攻能力很强，可以让咨询师内心崩溃，情绪被她的讲述带跑偏。

她说，她小时候是个很外向的孩子，能说会道，但是后来变得越来越逃避与人交往，越来越自卑。她也纳闷，一直在捋，到底是哪个时间段，哪些事情，使她变成了今天这个样子。她后来捋清楚了，是她的家人，包括父母、奶奶的那些口头禅"干预"，比如"这样子讲话不对""别人会怎么想""以后不要这样说话了"，等等，使她逐渐失去了沟通的动力。她说，我变得越来越困惑，我是真的慢慢不会"说话"了，因为只要我开口，我能预见到的结果就是无论我说什么，怎么说，都是不对的。

我常听到很多家长问：为什么孩子的脾气变得那么坏？为什么一点说不得？为什么越来越内向？其实，人与人之间的沟通，要能保证顺畅的话是要有一些基础的，比如"交情"，比如对彼此的同情心和信任感，能否常用善意去理解对方的心思，并能包容对方的各类想法和不同的表达方式。如果一个非常忙碌的家长，平日无暇陪伴孩子，对孩子正在经历的事情一无所知，也就是说感情基础都没培养起来就对孩子的一句话、一个动作指指点点，甚至大声指责，用那种"狠毒的标签"，比如"撒谎""没出息""窝囊废""脑残"贴在孩子身上，并且以为这一切说过就算了，孩子看似没再抗争，没再提起这个话题，其实已经记仇了（成人也是）。一根钉子扎进去，他是暂时不懂得如何反抗，但是血流过了，伤口即使好了，疤痕还看得到。

我们太容易去论断别人，一句话不爱听，就上下嘴皮子一碰，多大的"定罪"词语都能轻松说出口，尤其对无还手之力的年幼孩子。一个追求健康快乐的人，如果在亲密的家人圈子里、朋友圈子里都不敢畅所欲言，活得多压抑啊。我们改变不了大环境，但是可以创建个不一样的家庭小环境，在这里，可以随意讲很多傻话，幼稚的、好玩的，甚至是邪恶的，那起码说明他的内心是安全的、快乐的、真实的。讲话是一个人思考的过程，尤其是孩子在放松的时候讲的话，家长可能感觉孩子在胡说八道，或幼稚可笑。我们没有珍惜他思考的过程，去琢磨琢磨他试图表达的意思，反而把他的话当作"呈堂证据"，一槌子敲下就来定罪他，那后果就可想而知了。他一定会变得越来越不爱讲话，可是问题的关键是，他可能只是不再和你讲话了而已。

家里不是讲理和指责的地方。家里人如果有一方主动放弃辩论，不一定是他／她理亏词穷，而是他／她可能懂事了或者更加珍惜家人的感情，要么就是他／她在内心慢慢搭建起一堵墙，而那堵墙一旦搭好，隔断了他想隔断的人，想推倒的时候可就不容易了。

阿翔，是我的一个ADHD案例，与他和他的家人（包括父母和妹妹）交谈并相处的前两个小时，我只关注到了他的ADHD症状，但是就在两个小时过后，他们要离开的时候，我看见了一直被隐藏的问题，而且和妈妈有关。

阿翔今年9岁，妹妹7岁。阿翔的身量很小，但是脾气很大，在家里经常吼妹妹，在学校里会故意撞别人。阿翔的小学一年级和二年级是同一个班主任，老师对阿翔一年级的整体表现都很满意，但是从小学二年级开始就出现问题了。家长带着阿翔去了儿童医院，拿到了ADHD 的诊断，同时开始吃药。孩子开始服用的是利他林长效型，效果很好，在课堂上能够坐得住了。阿翔自己描述："有时候还是会觉得屁股着火一样。"后来利他林开不到，改服用专注达，但是没有效果，现在又在尝试择思达。

阿翔现在读小学三年级，数学很好，有时候能够拿到满分，个别时候因为粗心会丢几分。语文好时能够拿到 90 多分，最差是 70 多分，丢分点在于写错字。英语也还不错，最近的考试拿到了 90 多分。

在运动方面，阿翔虽然身量小，但是跑步很快；游泳始终学不会，家长认为原因在于他不听教练的指导。小提琴学了一年就放弃了。

阿翔从小就不是睡觉很多的孩子，有时候睡不足 8 小时。我们在交谈的过程中，阿翔提到咨询后想去吃四川菜或者麻辣鸭血，这引起了我的关注。父母说孩子不爱吃蔬菜，现在更是喜欢吃口味重的。最近一年得过两次肠胃炎，又不听医生叮嘱，仍旧乱吃东西，所以肠胃方面一直不好。

在 ADHD 问卷中，妈妈在注意力缺陷和多动 / 冲动领域均打了高分。我通过两小时的观察发现，阿翔的多动 / 冲动症状非常明显，但是注意力缺陷方面，最好还是能有机会直接观察阿翔在课堂上的表现，以及面谈阿翔的老师。

我将画本递给阿翔，让他随便画些什么。阿翔表现出了典型的ADHD 儿童的特征之一，就是想到哪里就画到哪里，没有整体规划和布局，但是他又不像一些 ADHD 儿童，阿翔很追求细节上的完美，他会擦掉不完美的线条，他在画纸上使用了几个简单的单词来描绘爆炸的声音，还有"复仇者"的字样。他的字体很小，看上去很整齐，感觉有些强迫症（OCD）的倾向。

为了不让一同作陪的妹妹无聊，我递给了妹妹另一个画本，让她随便画。阿翔画完自己的之后，来到妹妹身边，突然夺过妹妹的笔，一只胳膊勒住妹妹的脖子，其用力程度从妹妹的尖叫和顿时涨红的脸可以看出。我和阿翔的父母几乎同时冲过去，拉开了阿翔。阿翔口里还在喊着："你画的是什么东西？那么难看。"

阿翔的爸爸将阿翔带出去了，我不知道他们在外面的场景是什么，父亲是会耐心地讲道理，还是会在无人处体罚他，我不得而知。阿翔的妹妹竟然没有哭，她若无其事地继续在画本上画画。阿翔妈妈说："老师，你看到了吧？我都怕他哪一天会拿刀杀了我们。"

阿翔妈妈说她不敢一个人在家里带阿翔。阿翔有一次真的从厨房里拿出一把刀来威胁她。阿翔现在才9岁，等到他再强壮一些，她都没办法制服他。

阿翔妈妈在讲述阿翔的问题的时候，我感觉有点怪怪的。在她的口中，阿翔似乎是个外来的入侵者，打破了她享受的祥和状态，并且她开始抱怨阿翔爸爸对这一切的无能为力。阿翔爸爸在整个咨询期间的沉默，也是我观察到的另一个家庭气氛的异样。

我问阿翔妈妈是否关注过近期的一个网络视频，一个10来岁的女孩在地铁站里对着一个拿着很多行李、据说是她妈妈的女人拳打脚踢。旁人去劝阻时，该母亲还拦着，而女孩也对路人动手了。我看到视频里的母亲除了手里拿着行李，肩上还背着学生书包，而女孩，手里什么都没拿。

我们在扼腕叹息的同时，一定纳闷她们的关系，为什么女孩会这样暴力？肯定也有很多人认为父母教育真失败啊。其实，未成年的孩子对父母的家暴现象，通常不会曝光于媒体，也就是说，实际发生的，比我们能看到的多。缺少曝光的最重要的原因就是当事人父母也会自责教育的失败，对外人难以启齿。这就是阿翔妈妈在咨询的头两个小时里，对阿翔的暴力行为只字不提的原因。显然，阿翔的情绪问题远大于他的注意力缺陷问题。

其实，除却教育失败的标签，未成年的孩子出现暴力行为可能有多方面的原因，包括但不限于以下（这个需要细细地分析个案，寻找到根源，才能找到正确有效的解决方法）：

（1）孩子的精神或者心理出现问题，在孩子中比较常见的包括ADHD、强迫症、躁郁症、行为障碍等引发的情绪和行为问题。

（2）父母与孩子之间的边界感不清晰。父母长期以来就孩子的行为规范没有做过清晰的表达，或者即便过去做过清晰的表达，但当孩子越线的时候，父母并没有按照约定去进行干预。家庭教育中，父母的言行不一、父母的立场变来变去、父母之间立场的差异等，都是导致孩子行为和情绪问题的主要原因。

（3）孩子还没有掌握到更好的应对问题的技巧。当孩子还没有意识到语言沟通的强大，没有尝到与父母平和沟通的甜头时，他发现通过使用暴力更加简单见效，能迅速夺权，他不再认可平和沟通的必要性和有效性。

（4）暴力行为通常是从别人，或者家庭成员那里模仿来的。

当然，鉴于阿翔兼具身量矮小和情绪冲动的特征，我建议阿翔父母重点关注下阿翔在学校里有无被霸凌现象，如果没有，也需要关注下他与同龄人的社交关系，这些都会严重影响他在家里及学校里的情绪和行为表现。

那么，当家中出现这种令父母胆战心惊的情况时，父母该如何应对或者补救呢?

首先，重设边界线。在孩子情绪平稳的时候沟通此事，重设大家身体和心理上的边界线。要互相尊重，不吐脏话，不使用侮辱性语言，不动手。家庭是培养孩子社交能力的重要场所。父母和孩子都各有尊严和人权。在社会上不能做的事情，比如动手打人，在家里同样不能做。在社会上被认定是违法的行为，在家里同样不能做。要仔细探讨哪些行为是合适的，哪些是不合适的。每一个行为都有后果，比如做错就得接受惩罚，违法就得接受法律的制裁，这并不分家里和家外。

随后，沟通好的事情能否奏效，主要在于父母的执行。当做和说不能配套时，说过的话就毫无价值可言。看看影视剧中曾经展现过的，得知孩子犯罪之后，有些父母会冒着触犯法律的风险去包庇孩子。在现实生活中，当自己的孩子动手打人之后，父母一般不愿意将事情张扬或者升级，更不会选择报警。我这里不是说每当孩子出现打人的行为时，家长一定要选择报警。家长需要运用理性和智慧去分析当时的形势，无论从短期还是长期，要选择一个正确的解决问题的办法。从短期来看，孩子需要认识到自己的情绪失控和错误的行为，从长期来看，孩子的暴力行为如果不及时加以制止，会被应用到其他场景中去，比如在学校里和同学之间产生争执后，比如成人后自己家庭内的矛盾，等等。

再者，父母们应该明白，亲子关系是日积月累、一点一滴地培养起来的。我们今天见到的女孩对待母亲的暴力行为，不会是单次的偶然事件，它是一步步走到今天的局面的，所以在关系的修复过程中，恶劣行为不可能一下子消失，亲子关系也不可能一下子就能够被迅速地弥补。要想回到美好，爬坡比下坡要花费更多的耐心和毅力。而且，此时更需要的是父母同心协力并立场一致地去完成。

有些家长拿捏不好与孩子相处的分寸，觉得对孩子过于强硬的话，比如报警，会将孩子推得更远。有些父母还因担心孩子有着比暴力行为更大的问题，比如自杀自残倾向，会导致父母面对冲突时有反应障碍。但可惜，暴力不是能够姑息的事情。暴力也不是随着年龄增长而会自然摆脱的行为，相反，暴力的属性是由偶发一次，再发展到频次不断增加，最后变成家常便饭，而行为模式由最初言语上的不逊不敬，到口出威胁恐吓，拳打脚踢不足以宣泄情绪后，器具也可能会用上，以至于造成伤害或者终生遗憾。所以，当暴力行为第一次出现时，无论是言语还是行为上，我们都必须立即予以干预。

暴力是从哪里来的？我节选了一段美国司法部官方网站上关于儿童与暴力的相关内容[1]。

"司法部 2009 年的一项研究表明，超过 60% 的受调查儿童在过去的一年中直接或者间接遭受过暴力。儿童接触（遭受）暴力，无论作为受害者还是目击者，通常与长期的身体、心理和情感伤害有关联。遭受暴力的儿童，也更有可能在以后的生活中从事犯罪行为并且成为暴力循环的一部分。

"遭受暴力的儿童，更有可能滥用毒品和酒精；患有抑郁症、焦虑症和创伤后应激障碍；在学校里成绩不及格或者学习困难；有违法倾向并且从事犯罪行为。

"儿童暴露于一种类型的暴力行为，会增加儿童暴露于其他类型的暴力行为并且多次暴露的可能性。"

那么，儿童的暴力倾向从哪里来的？首先是学来的，其次儿童暴露的环境，除了家庭就是学校，现在可能还包括互联网。家长要寻找根源的话，循着这条环境线顺藤摸瓜就行。

在咨询中，常有家长会问我："我怎样知道孩子在学校里有没有被霸凌？"首先，家长需要细心静心地观察孩子的情绪和行为上的变化。很多孩子，尤其是男孩，不愿意将自己被欺负的事情告诉家长，可能出于难堪，或者不相信家长能够帮上什么忙，而很多家长很忙，关注不到孩子情绪和行为上的细微变化，这往往会贻误我们发现和解决孩子的问题时机。其次，一旦发现孩子的情绪和行为发生了变化，我们需要寻找引发这些变化的刺激因子。孩子的世界无外乎是家和学校，当然，现在还有互联网。如果孩子突然不想上学了，那肯定是孩子在学校里遇到了他难以解决或者不愿意面对的人或问题，比如被霸凌、社交冲突、与老师的关系恶劣等。如果孩子早上还是高高兴兴的，但是放学回家时垂头丧气、蔫蔫的、难过、愤怒，或者有其他负面情绪，那也是应该引起家长关注的时刻。

我再引用下一篇文章里罗列的孩子可能被霸凌的迹象[2]，供家长们参考：

> 无法解释的身体上的痕迹、割伤、瘀伤和擦伤；
>
> 损坏或者丢失的衣物、玩具，或者其他物品，没有任何解释；
>
> 不再渴望去学校或者参加社交活动；
>
> 害怕坐公车上学或者步行上学；
>
> 害怕被单独留下；
>
> 突然会闷闷不乐、沉默寡言、回避，出现关于感觉孤独的评论；
>
> 典型行为或者个性的显著变化；
>
> 孩子看起来悲伤、喜怒无常、愤怒、焦虑或者抑郁；
>
> 孩子经常头痛和胃痛；

入睡困难，做噩梦，哭着睡觉，尿床；

饮食习惯的变化；

饿着回家（霸凌者将食物或者午餐钱夺走）；

开始欺负兄弟姐妹或者年幼的孩子；

害怕使用公共卫生间，因为霸凌经常发生在那些地方；

学业成绩下降。

家长一旦发现任何可疑的迹象，不可粗心放过，要引导孩子说出来，必要时还得向老师或者同学征询情况。沉默，是万万要不得的。

教育孩子是一场没有硝烟的苦战。对待孩子，既要有悲悯之心，又得有雷霆手段，说起来容易，做起来不容易。

参考文献

[1] JUSTICE. Facts about children and violence [EB/OL].[2022-01-05]. https://www.justice.gov/archives/defendingchildhood/facts-about-children-and-violence.

[2] MAHONEY B. How to tell if my child is being bullied at school?. Discovery Mood and Anxiety Program[EB/OL].[2021-12-01]. https://discoverymood.com/blog/tell-child-bullied-school/.

第4章

网络世界的罪与罚

我的儿子在高中一年级上学期的时候，迷恋上了网络游戏，那个学期末的成绩中，首次出现了 C。我当时拿到成绩单的时候，很震惊失望。我对他说："儿子，我一直都很信任你，以后我也会。如果你选择继续拿 C，也行，我们重新调整下未来的计划，因为你可能上不了大学"。

他告诉我他把游戏卸载了，然后他哭了，哭得很伤心。他说他"呕心沥血"，在游戏中找到了很多快乐和满足，他的战绩很好，他不用花一分钱买装备，很多人在网上"追随"他、"崇拜"他，如今删了，就一切都没有了。他的情绪平静了一些之后，自我安慰说："也没事，这游戏太害人了，每天做什么事情都没有心思。"

那一年，他 14 岁，如今 24 岁了。这十年间，他刻意地避开所有会上瘾、会霸占控制他的网络游戏，只选择几款下载好的小碎片游戏来打发需要放松的时间。

他的网瘾戒除，表面看起来很容易，但是它有个前提：我和儿子之间一直有比较良好的沟通基础，亲子关系很好。我和他遭遇冲突或者有不同的看法时，我们通常坐下来沟通，坦诚相见，把自己的期望说出来，然后就是你来我往地谈条件，把"期望"这道鸿沟尽量缩窄，最好填平。谈好了，大家就像个成年人一样说话算数，严格执行，不给对方惹麻烦，也不挑衅彼此。他心里常常觉得妈妈很好骗，我也觉得自己找到了"骗"他的窍门，这是个长期培养出来的互动方式，能减少很多没必要的摩擦，因此，双方维护规则时都比较忠诚。

如果亲子关系不畅，如果家长陪伴孩子的时间不够长，质量不够高的话，家长的"训话"通常起不到太正面的作用。换言之，想让孩子听话，你和孩子得先有个好的感情基础。

迷恋网络游戏，不是多动儿的专利，它是个普遍存在于儿童与青年群体间的问题。家长都不喜欢孩子沉迷网络游戏，但可惜，它不但不会消失，大多数专家认为游戏行业将继续发展，而且会瞄准越来越小的孩子。

孩子玩游戏，到底好不好？回答是看情况。孩子如果在屏幕上的使用时间规划得当，而且玩的是适合他的游戏，那么好处是很多的。可惜，孩子们通常不会迷恋教育游戏，容易沉迷的是那些仅用于娱乐的游戏。

那么，谁应该来负责管理孩子玩游戏的时间呢？孩子与科技之间的健康关系是什么？

美国儿科学会（AAP）表示，2岁以下的儿童应避免接触屏幕。AAP还建议2~5岁的孩子每天花在屏幕上的时间最好不要超过1小时。我在美国也发现一些现象，就是很小的孩子，哪怕是坐在婴儿车里的，手还不会精准地触摸屏幕。家长还在其前面架起了手机，给他放卡通片，甚至游戏界面，这个是很多家长找到的管理孩子的一个省事轻松的方法，但是家长没有考虑到让孩子过早地接触屏幕可能会形成他对屏幕的依赖。我还听过一位教授的另外一种通俗解释：孩子如果从小过多地接触屏幕，会导致他只对有动作的事物才会关注，对生活中其他相对不动的细节就会形成注意力不集中或者不感兴趣的情况。所以在孩子小的时候，在他不能理解他和屏幕或者科技之间需要建立一个健康的关系时，家长还是要尽量地控制孩子的屏幕使用时间。

对于年龄大些的孩子，屏幕使用的时间就不能用长短来规定了，而是要看他与科技之间的关系是否健康。这是什么意思呢？到了这个年纪，我们不能一味地使用屏幕时间的长短来判定孩子是否有游戏瘾或者网瘾，而要看看这个时期的孩子是否有明确的生活和学习习惯，知道什么是主什么是次，如何看待科技和使用科技。善用科技不但对孩子当下的各类技能发展有帮助，对他的未来、职业选择、生活模式、理想目标都有影响，所以家长要看孩子玩游戏或应用程序的目的。如果孩子花了 4 小时在一个应用程序中连续创作漫画，那肯定没问题，但是如果孩子连续 4 小时玩一款丝毫不动脑筋的射击游戏，那就有问题了，所以最好在选择游戏或者应用程序之前，就规划好孩子合理使用屏幕的时间，然后提前与孩子做好沟通和承诺，及早发现孩子沉迷的苗头（即为了玩游戏而会放弃一切，这才是玩游戏的最大坏处）。

12 岁的嘉嘉，个头有 170 厘米了。我在面诊时问他是否玩游戏，玩什么游戏，他斜着眼睛看着坐在他对面的母亲，恶狠狠地说："我什么都玩不了，我的电脑很破旧，配置不行，家里网络也不好。我没钱。我在学校里连一块小蛋糕都买不起，我只能捡地上的吃。"这些话，他一边说，一边用不好的眼神看着他的妈妈。他是故意说给他妈妈听的，或者想让他的妈妈在外人面前蒙羞。

他告诉我他的好朋友的电脑永远是最新款的，配置永远是最贵的，他没法和朋友一起玩，因为他"穷"。我问他："你知道你的学费是多少钱吗？"他说："知道啊，一年几十万吧！"他明白了我问话的用意，接着说真不如把他送到公立学校，把钱分一部分出来给他打游戏。

嘉嘉的妈妈本来是带他来看多动症的，我与嘉嘉妈妈一对一谈话的时候，除了分享一些针对嘉嘉年龄的辅助方法和工具（具体可见本书最后一篇）之外，建议她将目前的关注点放在亲子关系的重建上。如果我们在孩子 9 岁之前没有培养好亲子关系，立好生活里的各项规矩，以及学习和生活的习惯，孩子过了 9 岁之后，我们更难对孩子加以指导了。孩子大了以后，我们只有做孩子朋友的份儿，而做得成做不成，家长说了还不算，孩子那扇门对家长敞开多少，孩子说了算。我们做家长的需要先了解到这一点，重新调整心态，认真反思，然后努力去重建关系。

对游戏的求而不得，除了令孩子对家长充满了"深仇大恨"之外，孩子并未从中学到任何有益的东西，比如如何管理时间。我外甥毕业于北大数学系，他告诉我，有一些省级状元到了北大之后，竟然成了逃课最多的人。他们一旦脱离了父母的视线，一旦没有了对分数的追求，便成了最容易沉沦的一批人。由最勤奋之人变成最萎靡之人，令人费解吧？但这改变瞬间就能发生。

10 岁的小雨，憨厚可爱。他是父母陪着来的。父母认为他的问题是网瘾太大，影响了学习。

小雨讲起游戏来，眉飞色舞，越说越兴奋，完全忘记了父母对其玩游戏的深恶痛绝。他说课间和同学们聊天都是聊游戏，基本玩手机下载的一些游戏，和几个朋友尝试过相约玩线上游戏，但是经常弄不到一块儿，不是自己的父母不让，就是对方的父母拦截，能够约成功的次数很少。

　　小雨的爸爸此时接了话头，以揶揄的口吻说："他可有本事了，约不上同学，干脆约同学的爸爸一起打网络游戏，那个是我的朋友。"大家听着都笑了，憨厚的小雨捂着嘴笑，笑得腰都弯下来了。他解释："我就试试，因为我约不到朋友，这么好玩的游戏，我想如果家长也开始玩的话，肯定能爱上，然后就允许我们来玩了。"我问小雨："成功地约到叔叔了吗？"小雨说没有。

　　学校里不允许带手机，所以周一至周五放学后，他只能趁着爸妈不注意的时候偷着玩，但是永远会被发现，被训斥，所以每晚能偷玩个半小时左右吧。周末时好很多，可以畅玩两小时。小雨使用了"畅玩"这个词语，以显示游戏时间的弥足珍贵。

　　从小雨的这段陈述中，我们可以感觉到，家里因玩游戏而发生的战争是日复一日的。小雨内心憎恨受到这样的管制，他会倒计时地数算苦熬的时间，只待能飞出"牢笼"的那一天，他会自由地飞向网络世界，想怎么玩就怎么玩。

　　我让小雨描述下暑假里的日常都是怎样安排的，他边抓头边回想着说，规定的作业也就 10 多分钟吧，但是英语要打卡，数学要打卡，大概需要 30 分钟。我问他其余时间在做什么，他认真地想，但说不清楚，也觉得自己怎么稀里糊涂地就度过每一天了。

　　从小雨的陈述中还能看出另外一个严重的问题：游戏的最大危害，不单是在它上面浪费了时间，而且因对网络的迷恋，欲罢不能，或求之不得，使他对生活中的其他事物失去了兴趣。小雨即使不在玩游戏，他也是浑浑噩噩、六神无主地度过了一天。

　　很多家长使用强硬的手段限制孩子的网游时间，但是限制不了网游的吸引力，甚至"饥饿"反而提升了网游在孩子心中的价值。孩子被限制了游戏时间，但他并没有因此而学会时间管理，让自己的生活方式从此变得更加健康，或者从此就多出来读书和学习的时间。所以，家长应该帮助孩子找到替代电子游戏的兴趣点，同时还得让孩子充分并多维度地接触科技，这样才会建立起他与科技的长期健康关系。

有的家长问我："孩子玩游戏怎么办？"我有时会反问他们："请问他不玩游戏，会玩什么？"有的家长甚至天真地回答我："我怎么知道？"

可以理解，有些家长也不知道如何管理自己的时间。试问如果一位母亲的业余爱好就是团在沙发里追韩剧，然后孩子在一旁学习，她还要唠叨孩子："要考上好大学，要找个好工作。"那么孩子作何感想。如果我是孩子，我真的会反问妈妈："是成为你现在这个样子吗？还是需要比你强些？凭什么这样要求我？"

家长希望孩子优秀，却忘了一个问题：自己足够优秀吗？家长可能有很多为自己的不优秀开脱的理由，最常见的，包括但不限于如下：我小时候哪有你现在的条件啊？你爷爷奶奶（或者姥姥姥爷）哪有心思管我呀？我们那时哪里知道学习的重要性啊？我们当年多好找工作啊……

家长的逻辑是这样的：我小时候被我父母和社会环境给耽误了，但你不一样，如果你不努力，你对不起我为你的付出，甚至你成大后可能还不如我呢。

家长从来没有想过：自己的成长是从什么时候开始停止的？教孩子如何管理时间的理论和模范基础在哪里？现在全部的关注放在孩子身上，等孩子到了我这个年纪，我是期望他也延续我现在的生活状态

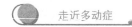

吗？万一孩子觉得我活得真不咋地该怎么办？

在ADHD与阅读障碍症篇里对男孩大明的咨询过程中，我和大明，还有大明妈妈也曾经就游戏的利弊以及合适的游戏内容及时间进行了探讨。由于大明算是个成熟的大男孩了，在那次探讨中，我得以了解父母和孩子双方对电子游戏的不同看法，这个稍后有讨论到。

我先列举电子游戏的几个好处：

好处一：提高了孩子的阅读能力。有些阅读障碍症的孩子，打死都不愿意阅读书籍，但是为了打好游戏，他会去网络或者论坛，以及阅读各类文字说明来提高他的游戏参与能力。在这方面，他的阅读速度、思考能力、手脚动作都会得到提升。不过，这并不意味着视频游戏可以取代书籍对孩子的影响。

好处二：提高视觉空间技能和开发想象力。有些游戏设置在3D的虚拟空间中，里面没有现实社会中GPS或者其他导航的应用来帮忙。玩这类电子游戏的孩子有机会锻炼自己的视觉空间能力，对距离和方向的感觉得到提升。

好处三：提高解决问题的能力。除了不用动脑子只会消耗时间的游戏之外，有些游戏的核心是挑战。孩子在计划、组织及灵活的思维方面能得到锻炼。但是，这种得到的能力能否灵活运用到现实生活中，尚无定论。

好处四：社交和社会关系。在周边的同龄人以时下流行的游戏作为社交的主流话题时，不了解游戏的孩子可能处于社交的被孤立状态。

好处五：减压。这不但是儿童，也是许多成年人对电子游戏欲罢不能的原因之一。

电子游戏的坏处，我们就不再细细陈述了，一言蔽之，其能令人颓废。

在不能完全禁止孩子玩游戏的前提下，家长们的有效态度是与其全面禁止与激烈冲突，不如积极融入和正向引导。家长首先应该知晓孩子玩的游戏内容是否符合年龄，是否充斥暴力，然后就屏幕的使用时间与孩子一起制定具体的方案，最好签字画押，提前就屏幕使用的内容及时间达成共识，然后大家以诚信与互相尊重的契约精神来执行。孩子遵守合同，不碰红线，家长不无端地干预。在家庭内部，还可以创建一套属于自家的家族传统或者家规，比如所有的电子设备不能进卧室，不能上餐桌；家庭的娱乐时间做到有规范，比如家长不能自己不离手机，一边追剧看电视，一边监督孩子做作业。家长应该以身作则和上行下效，给孩子先就成年人该过的生活打个样儿。

我在和大明妈妈谈及制定网络使用合同的时候，大明妈妈立即否定说："试过的，都试过的，没用。不遵守。"大明立即反驳："是你们不遵守约定。"我无法判断孰是孰非，但是从大明与妈妈的对话中，我能看出孩子对约定合同的认可和期待，他希望依靠承诺来换取些许自由和尊重。我于是建议他们，如果在执行和沟通中产生了误解，可能是合同约定得不够细致，可以将你们所担心的对方的违约点一点一滴地列入合同里，这个合同可以不断有补充条款，双方签字画押。如果遇到了暂时不可调和的矛盾，双方各让一步，或者猜拳决定这次是哪一方退让，那么下一次不可调和的矛盾出现时，另一方必须做出退让。

合同存在的意义在于，双方不再依赖于随意的口头沟通和约定，不依靠记忆，而是严格地谨守合同的规定来相处，关系会融洽很多。亲子关系中产生的很多矛盾，父母常常是占有重大责任的，搞不清亲子关系的边界感的，也常常是父母。

不信，父母扪心自问下：有多少恶劣的情绪是来自于外部环境的？心里的怨气、自己的累和种种不容易，常常归咎于孩子，似乎没有孩子，我们就能活得很轻松自由一样，好像他们任何的不听话都是不应该的，是对不起我们的努力和付出的。这类想法，令亲子关系窒息，让孩子无端受气，对孩子很不公平。父母将孩子带到了这个世界后，应该秉持简单些的养育理念：我们给自己生命中的 18~20 年的时光中，请来了孩子这个伴儿，在照顾他一点点长大的过程中，我们得以重新活过一次。我们和孩子一起成长，过着有苦有乐但坚强乐观的日子，一起享受生活中的小确幸，让孩子看到一个值得期待的成年生活样式。我们抚养孩子的目标是他们成年后能有独立的经济产出能力，以及于社会无害。把孩子输送给社会后，我们再接着把自己的余生过好。生命短暂而简单，不过如此。

成年人如果喜欢打游戏，要对自己与电子游戏的关系做一次客观的评价。如果你因为玩游戏而不舍得花时间做饭而宁愿吃外卖，如果因玩游戏而不愿意与朋友相聚社交，如果因为玩游戏而不愿意与亲人相伴，如果因为玩游戏而牺牲了睡眠时间及工作质量，那么就说明电子游戏已经成为了你的主人，它正在并且会越来越多地剥夺你生命里的可能性及其他乐趣。

ADHD

争议篇

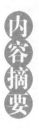内容摘要

该部分收录了4章内容。

第1章从一个服药"成功"的哥哥和服药"失败"的弟弟的案例开始，引发有关ADHD用药及相关问题的讨论。文中提及了美国CDC关于ADHD儿童药物干预的统计数据，ADHD用药的种类和剂量、药物选择、药物成分、常见的副作用、服药的注意事项，以及如何和医生沟通服药事宜等，最后谈到了运动对ADHD干预的重要辅助作用。关键词条：兴奋剂，专注达，择思达。

第2章主要介绍了ADHD是过度诊疗还是过低诊疗的相关讨论，还有对ADHD是否真实存在的质疑声音。文中谈及了班级里年幼孩子被误诊的概率之大，典型神经发育人群的定义，大脑的复杂性，一枚硬币的两面，不同性别处理信息的脑神经差异，以及大脑的重塑能力。关键词条：过度诊疗，发病率，误诊，毒品兴奋剂，神经发育人群，男女大脑差异，大脑重塑。

第3章介绍了ADHD的治疗方法类型，包

括但不限于药物、认知行为疗法、生活方式的改变、视频游戏、感统训练、神经反馈、饮食改变及其他一些补充疗法或者替代疗法。文中还介绍了美国 CDC 和 AAP 的治疗方案指南，还有 ADHD 常见的理解误区。关键词条：ADD，治疗指南，药物，认知行为疗法，视频游戏，感统训练，生物反馈（神经反馈），补充疗法，替代疗法，理解误区。

第 4 章是本书作者在实践工作中发现的关于耳朵形状与 ADHD 表现的关联假想。文中介绍了几项已知的有间接关联的科研报告，讲述了招风耳和精灵耳的定义，前庭系统与 ADHD 表现的关联，唐氏综合征和特纳综合征的耳朵位置与听力损失的关联，以及内耳障碍、听力处理、听觉过敏、面部特征、耳朵大小等与 ADHD 的关联发现。关键词条：招风耳，精灵耳，前庭系统，耳朵位置，听力损失，内耳障碍，听觉过敏，面部特征，听力处理障碍，狗狗耳朵。

第❶章

ADHD 的药物治疗

"我的孩子该不该吃药？"这几乎是所有家长在得知孩子患有 ADHD 之后，都会困惑的一个问题。

美国的 CDC 网站显示（截至 2023 年 9 月），ADHD 患者中 2~5 岁的儿童有 18% 服过药，6~11 岁的儿童有 69% 服过药，12~17 岁的青少年有 62% 服过药 [1]。我个人对于药物的使用持保守意见。首先，ADHD 药物并非万能药，它也不起任何治疗作用。服用 ADHD 的药物就像近视眼要配戴眼镜一样，戴上了会立即感觉清晰，但是摘掉后视力立刻回到从前。其次，ADHD 药物的副作用因人而异。ADHD 孩子如果服用了合适的药物及剂量，他的专注力和自我调节能力会立竿见影地提高，这有助于他在学习和社交上的管理。这些积极的变化也能帮助孩子建立自信和自尊心，但是一旦停药，ADHD 孩子的"老朋友挑战"还是会回来。此外，寻找到适合孩子的药物及剂量并不是一件容易的事情，医生主要依赖儿童和家长的反馈来不断地进行调整，而且随着年龄的变化，药物种类及剂量可能也要随之调整，这些对于孩子和家长来说，不是一件让人心里很踏实的事情。所以，困惑的核心在于 ADHD 药物，从短期和中长期来看，于孩子个体到底利弊如何？

我先讲述一个真实案例吧。

哥哥在小学一年级的时候被确诊为 ADHD，但是一直没有服药，学习成绩也不好，家长常被学校老师找去谈话。上了小学五年级之后，为了冲刺初中，哥哥开始服用择思达（非兴奋剂类药物）。家长如此描述服药后的效果："家里一下子安静下来了，那种感觉真好。他服药后写字的字体都一下子变好看了。太神奇了吧！"

虽然如此，哥哥的学习成绩仍旧一般，择思达也没有再停过，直到读完初中。哥哥考上了国外的一所寄宿高中，于是家庭面临的现实问题出现了：要不要向学校告知哥哥患有 ADHD？如果不告知，哥哥是不会被允许擅自服药的。即使学校允许服药，这种药物能否被顺利带进校园？如果告知，极大可能性是哥哥得在国外就医，接受医生的检查、评估，以及处方开药。家里觉得这个事情变得太复杂了，于是选择了"边走边看"的态度：哥哥先停药再说。

令父母颇感疑惑的是，停药后的哥哥，状态更好了。他的学习成绩不但在年级里保持前三，还在学校里的冰球队出任队长，就连以前最不擅长的社交，哥哥也显得驾轻就熟。他就像一条小鱼，摆脱了原有的家庭环境后，找到了最适合自己的池塘，欢腾愉悦，活得精彩纷呈。如今他已经在自己最喜欢的大学里就读。虽然还是有马虎和丢三落四的毛病，比如订错机票、丢失证件等，但是他在独立地处理着自己的学习和生活，基本不用父母操心。

弟弟小哥哥 10 岁。他说话很早，但是走路很晚。当他的大动作和精细动作出现发育上的迟缓时，父母已经隐隐感觉到弟弟的问题不会比哥哥少。等到弟弟上了小学一年级，家长迫不及待地带着他去做了评估，拿到的结果和哥哥的一样：ADHD。只是，与哥哥不同的是，有了经验的家长请求医生给弟弟开了择思达，因为这个在哥哥身上曾

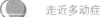

经很管用，父母认为从遗传基因角度来讲，哥哥吃了效果很好，弟弟吃了也错不了。唯一的区别是：哥哥是小学五年级开始吃的，弟弟则是从小学一年级开始吃。

我见到弟弟的时候，他正准备上初中。他的各科学习成绩都是班级里垫底的。弟弟自述中文和英文都学不会，扣纽扣和系鞋带不会，什么乐器都学不会，对什么都没兴趣，什么类型的书都不爱读，学校里没朋友，家里没"亲人"。他不屑地说："家里人只不过是生活在同一屋檐下而已。"

弟弟现在强烈要求停药。他一直服用择思达，每天一次，假期时会停药，他觉得停药后和服药期间，生活和学习质量上并没有什么分别，但服药的时候，身心均不舒适。如果早上服药，中午饭就吃不下，后来医生建议晚上服药，他就感觉睡觉不踏实，而且次日早上胃口不好，中午饭可以吃一些。"我没有什么喜欢吃的东西。"弟弟说。

我问他："业余时间喜欢做什么呢？"他回答说："玩火，玩煤气。"他的回答吓了我一跳，我问他："是出于好奇吗？"他说："不是，因为没有其他可玩的，其他玩的都会受到限制。"

在咨询期间，孩子的长相吸引了我的注意，不单单是脸上的愁苦、紧皱的眉头、毫无生气的眼神，还有他的头型。孩子的发际线很低，额头狭窄扁平，头顶上方鼓起了一个尖儿。我问家长手机里有没有孩子儿时的照片，有没有哥哥的照片。家长翻出来一些给我看。哥哥和弟弟儿时长得很相像，都是圆脸并虎头虎脑的。如今20多岁的哥哥，在长相上并无太大的变化，但是弟弟的变化就太大了。而且，我观察到，儿时的弟弟是有一副"招风耳"的，但是现在弟弟的耳朵紧紧地贴着头部，比常人还要贴合。这让我心生困惑：孩子在成长过程中经历了什么样的变数，会使得长相发生如此大的变化？和药物是否有关系？

作为一名特殊教育工作者，我觉得自己有责任和义务提出我的困惑，我也希望业内的学者和专家们能够用科学证据来消除我的疑惑。我不排斥 ADHD 药物，我也曾经建议过一些家长尝试药物，但是孩子服药后，家长要细心观察孩子的身体、行为和情绪变化，以及关注副作用。一旦发生怀疑，应立即和医生沟通情况，直到寻找到最适合孩子的药物及剂量，如果找寻不到，该弃绝药物就得弃绝，着重行为疗法的干预。

我曾经遇到过几位 ADHD 儿童的家长，经他们反映，孩子在服药后性格发生了改变，静了，但是木了，于是家长吓得赶紧给孩子停药。我觉得这类的推断和反应过于简单粗暴，因为孩子在服药后如果出现情绪的变化，例如烦躁、焦虑，或者有攻击性，多半是药物的类型和剂量不合适。这个时候，应该和孩子的医生积极沟通，尝试下更改药物的类型和剂量，积极观察孩子服药后的综合效果。如果有副作用，孩子一般在服药的早期就能被发现。另外，ADHD 孩子一旦开始服药后，一定要安排与医生的定期复查，无论孩子是刚开始服药还是已经使用了相当长的一段时间。随着身体的发育，孩子的新陈代谢也会发生变化，所以一年几次或者每月一次的定期复查是很有必要的，这可以保证孩子服药的类型和剂量都是最适合他的。所以像文中提到的择思达，同样的药物和剂量可能适合哥哥，但是未必就适合弟弟。

特别值得一提的是，ADHD 药物的最佳剂量不是由年龄、体重、性别或症状的严重程度来决定的。决定剂量的有三个因素：药物在肠胃中的吸收效率、药物代谢的效率以及药物穿过血脑屏障的效率 [2]。

我觉得每位家长在决定让 ADHD 孩子服药前，都应该对 ADHD 药物的成分和作用等有足够深入的了解，毕竟是否服药，什么时候服药，什么时候停药，作为孩子的法定监护人，家长手中有权利，也有责任。

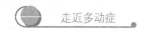

ADHD 药物大致分为两种：中枢兴奋剂药物和非兴奋剂类（中枢去甲肾上腺素调节）药物。而兴奋剂的药物按照时效长短，可分为短效兴奋剂药物和中长效兴奋剂药物。

短效兴奋剂药物有右旋苯丙胺（Addreall）、右甲基哌醋甲酯（Focalin）、哌醋甲酯（Ritalin）。这些短效兴奋剂药物的时效分别为 3~4 小时或者 4~6 小时，所以部分人群在一日内，根据不同的需要，可能需要服用多次。

短效兴奋剂药物的常见副作用有胃口丧失、体重减轻、睡眠问题、脾气暴躁和抽动表现。除此之外，美国药监局发出警告，ADHD 人群服用安非他明和哌醋甲酯类兴奋剂药物，可能存在着心脏和精神类疾病增加的风险。

中长效兴奋剂药物也有很多，比如 Dyanavel，Evekeo，Dexe-drine Spansule，Adderall XR，Mydayis，Concerta，Ritalin SR 等，均是苯丙胺和哌醋甲酯类药品。其时效最高可达 12 或者 24 小时。同样地，这些药物的常见副作用与短效药物一样，而且对胃口和睡眠的不良影响更大。

非兴奋剂类的 ADHD 药物，不如兴奋剂类的见效快，有时候需要服用几周后才见效果。美国药监局警告，服用托莫西汀（择思达）类药物可能增加青少年群体中的自杀想法和自杀风险。这些药物的常见副作用包括疲倦、胃口不佳、口干、恶心等。当药物停用时，血压通常升高 [3]。

兴奋剂类药物在 ADHD 人群的使用上，美国已经有几十年的历史了（大约从 20 世纪 60 年代开始）。它能够帮助大部分 ADHD 人群集中注意力，减少分心，通常被使用在中度至重度 ADHD 的治疗上。

其中，有些药物被批准允许使用于 3 岁以上人群，有的是 6 岁以上。

非兴奋剂类的药物中，最常用的是 Strattera（托莫西汀），它是在兴奋剂药物没有效果或者产生了副作用时可以尝试使用的药物。除此以外还有一种名为 Qelbree（维洛沙嗪）的新药物。另外两种常用的治疗多动症的非兴奋剂药物 Kapvay（可乐定）和 Intuniv（胍法辛）是阿尔法激动剂。

有些 ADHD 人群伴发抑郁、焦虑，或者双相情感障碍，而 ADHD 药物可能会加重这些精神障碍，所以在服用以上药物的同时，可能还需要服用抗抑郁的药物。美国药监局发出了这样的警告：抗抑郁药物可能会增加 18~25 岁成人的自杀风险，尤其在服用药物的头 1~2 个月。

看到这里，我们可能会产生以下几个疑问：

（1）苯丙胺和哌醋甲酯类药品，在中国属于一类精神药品，比二类精神药品具有更严格的限制。那么 ADHD 人群被允许合法使用后，如长期服用，是否成瘾？如发生有意无意的"滥用"，到底危害有多大？

（2）针对个体而言，是否合适用药？用哪一种药？安全又有用的剂量是多少？科学的服药频次和时间是什么？什么时候必须服药？什么时候可以停药？

（3）ADHD 药物可能增加精神障碍风险，如焦虑和抑郁的患病风险和症状，而抗抑郁药又可能增加自杀的风险，那么指导用药的标准和目标是什么？

（4）绝大多数医生都会告诉我们，ADHD 的最有效干预方法是多向治疗，即结合药物、心理、行为、技能培训等的综合性干预。讲起来有道理，容易懂，落实到个人，尤其是儿童时，我们如何选择最适合又最有效的方法？

有些人将利他林类药物称作"聪明药"，甚至不惜代价通过各种渠道获得。其实，世上哪有聪明药啊。它不过是一种中枢神经药物，能够减轻一些多动症状，提高注意力而已。2019 年，《欧洲精神病学》杂志指出，安非他明类和哌甲酯类作为成人 ADHD 的首要治疗药物，需在合法途径购买并且在专业医生指导下使用。

很多家长都想知道，有没有能够替代这种药品的无害且又见效快的方法？我们先看看 ADHD 的药物是如何帮助 ADHD 患者提高他们的关注力的？

当我们闻一朵花，或者拼写一个单词时，我们大脑里的神经元是向彼此传递信息的，这个过程叫作"神经传递"。我们的神经系统由大约 1000 亿个相互连接的神经元组成，他们能够执行复杂的计算。神经元之间在结构上并没有原生质相连，仅互相接触，其接触的部位称为突触（平均每个神经元约有 1000 个突触）。所以发射神经元的末梢释放了一种叫作"神经递质"的化学信号后，它得跨过突触到达接收神经元膜上的停靠位点，才算完成一次传递。这个过程大概用时千分之一秒。突触传递是已知最快的生物学过程之一。

ADHD 患者在这些神经传递过程中，可能遭受了以下"意外"：

发射神经元没有发出足够多的神经递质；

神经递质没能激活接收神经元的接收器；

发射神经元在连接没能顺利完成之前就将神经递质又吸回来了。

（所有的发射神经元都需要吸纳多余的神经递质以便能发射另一个信号，这个过程叫作"重摄取"。ADHD 人群可能在接收神经元没能收到信息之前就把神经递质又吸回来了。）

神经元之间的信息传递出现了问题后，一个人的注意力、动力，以及冲动或者坐立不安，都会受到影响。ADHD 药物之所以能够减轻一些 ADHD 症状，就是以以下方式来帮助神经元之间的信息传递的：

> ADHD 药物加强了神经递质的释放；
>
> 药物刺激接收器，以便它能捕捉更多的神经递质；
>
> 药物减缓了神经元的重摄取，给下一个神经元的激活争取了时间。

以上提及的两种类型的 ADHD 药物——兴奋剂类的药物和非兴奋剂类药物，改善的是不同的神经递质。其主要有两种，一种是肾上腺素，一种是多巴胺。喜爱运动的人一定知道：运动能够产生肾上腺素和多巴胺。文中的哥哥和弟弟，其实有一个显著的差别：哥哥从小热爱运动，弟弟却不爱运动。对于 ADHD 患者来说，运动一定要进入干预的计划之中，它是最简单、最无害，也是一定有效的治疗方法之一，比如打拳、射箭、游泳等，都是非常适合 ADHD 孩子的运动项目。当孩子的"阳气"充足了，他的精神状态和睡眠都会得到改善，这些对于 ADHD 症状的减轻大有益处。

最后，我还想强调一下，药物只是 ADHD 治疗方案中的一部分。孩子是否需要服药，这个问题没有统一的标准答案，因为每个孩子的症状不同，轻重不同，年龄不同，以及面对的挑战不同。家长的参与和行为疗法也是 ADHD 疗法中的关键组成部分。家长可以尝试使用帮助孩子集中注意力的各种策略，如保证孩子饮食均衡，并获得充足的睡眠和运动。

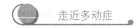

参考文献

[1] Centers for Disease Control and Prevention. Data and Statistics About ADHD, https://www.cdc.gov/ncbddd/adhd/data.html.

[2] DUPAR L, DODSON W. A parent's complete guide to ADHD medications, ADDitude[EB/OL].(2022-03-31)[2022-04-02]. https://www.additudemag.com/adhd-medication-treatment-guide-for-parents/.

[3] BHANDARI S. ADHD medications and side effects[EB/OL].(2021-03-09)[2021-08-04]. https://www.webmd.com/add-adhd/adhd-medication-chart.

第❷章

ADHD 的过度诊疗

有关 ADHD 的诊断，很多年来一直有两种截然不同的声音存在，一种观点是 ADHD 被过度诊疗了，另一种观点则是 ADHD 的发病率被低估了。声音很多很杂，搞得本来就焦虑的家长现在更加焦虑了。于是，有的家长不管孩子是不是 ADHD 都"急病乱投医"，听到什么方法，就给孩子用上；有的家长则选择什么都不信，甚至认为 ADHD 就是个伪概念，于是放任孩子自由发展，或者采用自己认知的方式来干预。

首先，ADHD 是真实存在的。我之所以敢于这么说，是因为我用 ADHD 理论能够解释和预判很多成年人和儿童的行为和情绪，这也是这个名词存在的重要意义。我们如果能够借助一个术语找到自己的情绪和行为的原因，并通过与专家的探讨和 / 或自己查阅资料找到应对自己情绪和行为的策略，而不是盲目或者过多地自责，或者累积着焦虑和抑郁情绪（能做到自我接受，于个人的身心健康就太重要了），因此而被归类为 ADHD 群体中的一员，我觉得还是应该感谢科学和医学的发展。

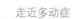
其次，我选择保持理性、客观、保守及乐观的态度来对待我工作中要面对的 ADHD 这个群体。曾经引起广泛关注的一份科研报告给出了三个发现 [1]：

（1）教室里最年幼的孩子的 ADHD 诊断率，比这些孩子多延迟一年上幼儿园的情况高出了 5.4 个百分点。换个数据说，在幼儿园入园资格截止日期之前出生的儿童中，ADHD 的诊断率比之后出生的儿童高 60% 以上。可以看出，这个影响是很重大的。

（2）最年幼的入学者，在五年级和八年级（也就是升入初中和高中之前的年级）使用改变行为的处方兴奋剂类药物的可能性，是截止日期之后出生儿童的 2 倍多。这里存在着严重的怀疑，就是一个年级里最年幼的儿童是否存在着不适当的诊断和治疗。该研究估计，在使用兴奋剂的 250 万儿童中，大约有 20% 被误诊。因长期使用兴奋剂对儿童健康的影响尚不清楚，误诊会不会令人更加担忧？

（3）教师对班级里年龄最小儿童的看法，是导致 ADHD 诊断的重要因素。教师筛选出来是与班级内同龄人相比较表现为注意力缺陷和多动的孩子，而不会考虑同一年级内不同年龄的孩子。有些孩子的所谓症状，可能仅仅反映了他是课堂里最小的孩子，哪怕年龄相差 1 个月的孩子，在情感和智力上的成熟度也可能有明显差别。

在我咨询过的实际案例中，的确出现过几次孩子是班级里最年幼的现象。在给出 ADHD 倾向性结论之前，我会相对更加谨慎，我也会小心地表示，如果孩子晚上学一年，对孩子本身来说未必不是好事。

一份已经发表的针对儿童和青少年的 334 项系统审查的研究，有令人信服的证据。其表明，ADHD 在儿童和青少年中被过度诊断，特别是对于症状较轻的个体。这类诊断的危害可能超过益处 [2]。

但是 Dr. James Best 认为 ADHD 以前存在被漏诊低估的情况，如今可能仍旧存在。他说，如果家里有个孩子出现了行为问题，自我评价和自信心降低，这对于孩子本人以及家庭都是令人沮丧的一件事。并不是每个有 ADHD 症状的孩子都要服药。他认为可能 5%~7% 的孩子患有 ADHD，但是服药的可能只有 1%~2%。ADHD 孩子呈现出来的行为是一个谱系，有可能边界模糊，需要主观评估，因此会出现过度诊断的现象。但是同时，一定也有很多孩子应该拿到诊断却被漏掉了。

Ms. Kazda 认为，对 ADHD 儿童的诊断可以采用"边走边看"的态度，不用急于一下子给标签，但也不是对孩子置之不理。Dr. James Best 担心很多家庭会因此不重视，而没有给到孩子及时的帮助。总之，一枚硬币有两个面 [3]。

还有一种观点认为，曾经被认为是正常的行为，即使对成人的刺激是很轻微的，如今也被认为是不能被接受的，必须干预和治疗。精力充沛、缺乏冲动控制、无法静坐聆听、缺乏组织能力、坐立不安、喋喋不休等典型的儿童品质，以前都是能被广泛接受的，但是现在不行了，它叫 ADHD。孩子现在上学早，要学的多，玩的机会少，都有可能与 ADHD 的过度诊断有关联。我们基本就是要求五六岁的孩子既要能坐得稳稳当当，注意听讲，还要能保持住好奇心。

Dr. Richard Saul 曾经写过一本书 *ADHD Does Not Exist*，他说被诊断为 ADHD 的个体，要么外部环境中有恶化其症状的因素，要么有其他潜在的疾病，应该被识别和治疗。在后一种情况下，潜在的疾病一旦被发现并治疗，ADHD 症状会消失。而前一种情况，改变环境是改善的关键步骤。他还说："就像许多因为在课堂上没有受到足够挑战而表现差的孩子，工作上带不来个人成就感，或者没有从事有

走近多动症

意义的爱好的成年人，感到无聊、沮丧和分心，这是可以理解的。此外，我们如今对儿童和成人在学校和工作中的表现标准，一直在不断提高。"

波士顿大学的 Peter Gray 教授也写道[4]："得了 ADHD，意味着什么？基本上，它意味着孩子没有成功地适应标准学校系统里设定的条件。大多数的 ADHD 诊断，最初都是从老师的观察中得出的。"

"很多 ADHD 孩子离开了标准的学校系统，比如回家接受父母的教学，以自己的速度去学习，以自己的方式去学习，他们在行为和情绪上的确表现出了不同。"Gray 教授这样写道。

不得不承认，许多 ADHD 标签源自强迫的学校教育环境，有些孩子通过自我导向的好奇心可能学习和成长得更好，从而身心更健康。

网上还有这样的声音，说 ADHD 是个大谎言，是无耻的医药公司堂而皇之地将许多国家禁止的兴奋剂药推向了市场，从而获得了巨大利益。

总之，有些人觉得过度诊疗，有些人觉得过低诊疗，有些人极其推崇诊断和治疗，有些人却强烈反对。

我在文章的开头提到了我的个人观点，我认同 ADHD 理论是医学和科学上的进步成果，它是真实存在的，所以我认为它不是个谎言，当然，我也不认为它是个病症。ADHD 者，就是一群有着共同特征，因先天的大脑连接方式不同，而导致信息处理或者言行举止方面与所谓的典型神经发育的人群有差异的人。

什么是典型神经发育人群？它通常是指那些没被找出已知的诸如自闭症或者其他发育差异（如 ADHD、阅读障碍症、失语症）的人群。

166

这些人通常被认为与人互动交流没问题，儿童时期没有明显的语言障碍，没有感官处理障碍，比如对拥挤、噪声、冷热等过度敏感，能够适应变化等 [5]。

我们首先还是要看到 ADHD 作为一种障碍真实存在，看到它给 ADHD 群体带来的日常生活的困扰。看到和承认本身，已经是最关键的改变。至于 ADHD 能否被改变，真的不如改变对它的态度来得更加重要。

在特殊教育中，我们最常使用的词汇叫作干预和辅助，基本没有治疗一说。因为第一，多半治疗不了；第二，没有必要朝着治疗那个方向狂奔。干预是为了让他们在日常的生活中少经历挑战，多应付社会的技能和经验。辅助是在他们因不同而遭受负面反馈、同龄人排挤，或者学业上面临挑战的时候，我们给予必要的帮助。

本书中无数次提及脑神经差异，这是令人非常着迷的地方，因为人类的大脑不仅是人体最重要的器官，也是最复杂、最神秘的器官。我们只能说我们对大脑了解很少，且无法预测还有多少是未知的。人类迄今的科学技术水平已经足够更换任何器官了，但是有一个器官却例外，那就是大脑。

换句话说，大脑，就是我们的身份，是"只有我才是我"的支撑。所以脑神经差异的干预方向，如果走向所谓的"标准化"，我觉得一是成功概率不大，二是把"我"整得不像"我"了。这话糙理不糙，是我从业经历中的真实体会。

婴儿不是一张白纸。婴儿出生时大脑里的神经元总数是略多于成人的，当然指的是大脑内的神经元总数，具体到不同的脑区，神经元的变化是存在差异的。有研究发现，人在 90 岁的时候也会有新生的

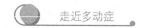

神经元，这说明人类的大脑直到死去的前一刻，还有更新的能力。

大脑中单个神经元的连接数目大约在 1 岁时达到顶峰，之后开始平稳下降。那么为什么脑子还越长越大呢？原因是虽然神经元和突触连接变少了，但多出来了胶质细胞。胶质细胞的一大功能就是给神经元提供支持。据说爱因斯坦的大脑里比成年男性多出了 73% 的神经胶质细胞，这或许是他高智商的关键。虽然 1 岁时突触连接达到顶峰，但那时候的连接是很弱的，之后在学习的过程中会加强某些突触连接，同时会削弱某些突触连接直至消失。可以说，我们学会一样东西的同时，会丧失一部分学习其他东西的潜力。

这让我联想到自闭症群体中出现的一个现象。我们知道有 3 成左右的自闭症患者是一生不开口讲话的，那么这部分人群中，有大约 25% 的儿童在 12~18 个月大时是冒过话的，而后语言能力又丧失了。这种现象造成了一些自闭症儿童的漏诊。有专家解释这种现象的原因是儿童在 2 岁之前大脑急速发育，语言的处理功能最终没能跟上其他功能的发育而被中断了，也就是说，孩子最初冒出来的那些词是没有联系的，语言功能没有和认知能力结合起来，后来随着大脑里其他功能的发育，语言能力没能和其他能力整合起来，语言能力就断掉了。

以上说法比较符合已知的大脑神经发育过程。婴儿期储备的神经元数目更多，突触连接更多，是为了有更高的发育潜能。在学习的过程中，突触连接变得有强有弱，神经系统的信息传递和处理效率在个体身上就出现了差异。

我在自闭症儿童干预的实操工作中，有过这样一个深深的体会：一个有着严重口语表达和社交互动缺陷的孩子，其机械记忆能力是令人难以想象的。我曾经尝试过给一个孩子每日增添大量新的内容去记忆，每天都是新的测试内容，还有"雪藏"一个月后重新拾起来再测试的，他的机械记忆能力似乎没有天花板。他看起来每天都有明显的进步，但是几个月后我们团队聚在一起，重新修改了他的干预计划，其中一个主要的出发点就是，他的大脑在某一个领域（机械记忆）高度发达的情况下，他的口语表达和社交互动能力的开发，可能会变得更加困难。

而且，在我的观察中，有些被评估为重度自闭症的孩子，在某些事情的学习能力上彰显出来的智商之高，也是令人诧异的。

再比如说阅读障碍症，它也是脑神经差异导致的。弱启动大脑后区，是阅读障碍症者的特征，他们走顶颞或者额叶线路。好的阅读者是启动大脑的后区、枕颞系统（文字发音拼写等记忆区），启动一点前区，就是额叶区。我这里就不再重复汉字系统的大脑启动差异了。

我最近遇到了一个新案例。孩子刚上小学一年级，很聪明的样子，但是在数学运算方面老是出错。家长蒙了，已经不知道自己养的是个聪明孩子还是笨孩子。我问及容易出的是哪些错误。孩子的妈妈说，都是非常特别的错误，比如2+5，他知道等于7，但是2+7，他想都不想就会写下5，而且还不承认自己错了。我当时听到后，诧异地笑了，因为我在这之前看到过这孩子的一些随笔画，非常有创造力和想象力。他的每一幅画，我都看了很久，而且看了几遍，里面有很多细节是耐人寻味和让人忍不住不断琢磨的。我在想，这孩子的大脑，可能先入为主地将2+5=7看成了一个形状或者整体，所以再看到2+7，他的反应是从这个形状或者整体里读取记忆。也许，我解读的有偏差，但是我鼓励家长耐心些，利用些趣味玩具来搞定这些简单的数学运算，我敢保证孩子的智商绝对在平均值以上。另外，这孩子没准有我们目前想象不到的高级的数学思维呢。

我在硕士期间研修阅读障碍症课程时，发现过核磁共振成像技术带来的一个与特殊教育无关的有趣事情：信息理解上的性别区别。绝大多数的男性启动左额脑回，但是绝大部分的女性是左右脑都启动。我们的右脑负责想象力，所以可想而知，同样的信息到达男性那里可能是字面意思，但是到达女性这里就可以浮想联翩了。

婚姻专家 Mark Gungor 曾经在一个有趣的视频里解释男女大脑的不同。他说男性的大脑里装了很多的小盒子，每个小盒子里装了不同的东西，有的装车，有的装工作，有的装老婆，有的装孩子，有的装丈母娘，等等，这些盒子彼此之间是独立的。男人要谈车，就把车的盒子拿出来，只谈里面装的东西，不会触及其他的盒子。而女人的大脑是一团线圈，所有的事情都有关联，所有的事情都很重要，都带着情绪。更有趣的是，男人的大脑是真的可以放空，什么都不想，但是女人做不到。

所以能够理解脑神经差异是存在于每个人之间的，我们是不是应该对这种差异所带来的冲突更加包容一些？

而谈到干预，不得不说，我们想让"特殊"人群努力走向我们的同时，我们这些所谓的典型神经发育人群，是不是也应该向他们靠近些？当年我在学习自闭症的时候，教授说我们要帮助自闭症儿童融入典型人群当中，所以我们要对他们进行干预，因为他们的脑设计使得他们没法看懂典型人群的世界。我当时听着就困惑了：他们看不懂我们，我们看不懂他们，但我们研究了他们很多，应该更懂他们的差异所在，那凭什么我们就得干预他们，使劲把他们掰成我们，因为我们人数多？世界的规则是我们制定的？当然，这是不太成熟的质疑，哪怕它有一定的道理。

我们想想，ADHD 孩子难管，阅读障碍症孩子学习费劲，那孩子的这些问题，到底碍着谁了？ADHD 学龄儿童，首先可能碍着老师了，因为坐立不安或者喋喋不休，其次是累着家长了，因为做事拖拖拉拉，丢三落四。所以如果老师和家长都能忍受得了，孩子就不算有毛病，可以肆无忌惮并快乐地成长，等他想学了，他学得比谁都快。多动问题，随着年龄增长会自然代谢掉。冲动方面，在跌倒吃亏中成长，慢慢学会自己控制。注意力缺陷方面，用执行功能中各种微小的技巧和工具来弥补。阅读障碍症的孩子，最苦的是自己，在学业中的付出与回报不成正比，所以并没有碍着别人，痛苦来自于老师和家长既不允许他用自己的方式来学习，同时又要求和别人一样的结果。阅读障碍症的孩子，可以一边"投机取巧"地来学习（用耳听，使用各种科技辅助），一边训练自己的用眼阅读能力，混过最难熬的小学阶段和最躁动的青春期，未来的日子会一天比一天好。

再回到大脑神经线路的塑造过程。我们每个人在塑造的过程中，受到了包括家庭出身、成长环境、教育程度、工作/生活经历、信仰、文化、社会圈子等的影响，我们大脑里的线圈都变得不一样了，而且它还会继续变化。我们变成了不一样的人，世上没有一模一样的人，只不过，有些人之间"同"多"异"少，有些人之间"异"多"同"少而已。"改变"他人或者自己，都成了一件超级困难的事情。

参考文献

[1] ELDER T E. The importance of relative standards in ADHD diagnoses: evidence based on exact birth dates[J]. Journal of Health Economics, 2010(29):641-656.

[2] KAZDA L, BELL K, THOMAS R, et al. Overdiagnosis of attention-deficit/hyperactivity disorder in children and adolescents: a systematic scoping review[J]. JAMA Network Open, 2021(4):e215335.

[3] LEWIN E. Research finds ADHD is overdiagnosed, but experts re-

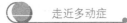

main unconvinced[N/OL]. News GP, 2021-05-15[2021-08-14]. https://www1.racgp.org.au/newsgp/clinical/research-finds-adhd-is-overdiag-nosed-but-experts-r.

[4] GRAY P. ADHD and school: assessing normalcy in an abnormal environment. Psychology Today[EB/OL]. (2010-07-07)[2021-07-09]. https://www.psychologytoday.com/us/blog/freedom-learn/201007/adhd-school-assessing-normalcy-in-abnormal-environment.

[5] BRUSIE C. What does it mean to be neurotypical? [EB/OL]. [2021-11-09]. https://www.healthline.com/health/neurotypical.

第3章

ADHD 的治疗陷阱

ADD (attention-deficit disorder) 是美国 1987 年之前描述注意力缺陷的旧术语，那个时候拿到 ADD 诊断的孩子，会补充说明有无多动症状。后来多动表现被加入进了术语，该症状被正式称为 ADHD (attention-deficit/hyperactivity disorder)。ADHD 有三种类型，分别是 AD（注意力缺陷）、HD（多动冲动）以及 AD+HD。其中，最常见为 AD+HD，而注意力缺陷为主要表现。在诊断时我们可能会听到一些其他的说法，比如没有多动症状的 ADHD、注意力缺陷型的 ADHD 等，这几个说法讲的是一回事，都是主要症状为注意力缺陷的 ADHD。

当 ADHD 的孩子有注意力缺陷时，他们的表现形式差异很大，有的可能看上去有些害羞，或者走神了，脑袋空了，等等，但是普遍在学校里会表现出以下行为：不能完整地完成一个大作业，不能跟着指令一步步走，有时分不清哪些信息是重要的，做事容易分神，看上去忘事，还有做事情粗心大意等。

截至目前，ADHD 没有已知的治疗方法，而是一个综合性的干预方案，其中包括药物、认知行为疗法等。这些方法都可用来管理症状。

关于 ADHD 药物的讨论经久不衰，因为毕竟其中的主要成分如苯丙胺和哌醋甲酯类，在中国属于一类精神药品，比二类精神药品具有更严格的限制，那么长期服用，其利弊是否明确？具体对药物的讨论，可参见本篇里的第 1 章，这里不做赘述。

曾经有专家大胆论证过所谓的 ADHD 到底存不存在，它是不是医药资本制造的陷阱，它培养了一代又一代离不开兴奋剂的孩子。这一观点的理论基础源于 ADHD 的临床症状是多种多样的，包括睡眠障碍、情绪障碍、过敏、读写困难等，而兴奋剂只是掩盖了一些表面症状。对于患者的具体症状，兴奋剂根本不是解药，反而可能成为毒药。

从我短浅的从业经历中，我看到 ADHD 的症状是真实存在的。无论患病的儿童群体还是成人群体，如果没有经历过确诊和有效的干预，其在成长和生活处境中会真实地面临多方面的挑战。ADHD 不是动机或者懒惰的问题，和个人的意志力无关。他们的大脑运作方式和结构存在着先天差异，他们控制不了自己的专注力。你告诉一个 ADHD 小孩注意力集中一些或者不要胡思乱想，就像要求一个近视的孩子不戴眼镜去看清远处的字一样。

美国国立卫生研究院、疾病控制与预防中心以及美国精神病学协会都认为 ADHD 是一种医学上的疾病，而且也是儿童时期最常见的疾病之一。ADHD 是中央神经系统出现了障碍而导致的，成因有遗传和 / 或环境的影响，但个体的成因很难确定。有研究表明，ADHD 的遗传因素占比多些。发表于 2020 年 *ADDitude* 上的一篇文章[1]提到：“多动症是遗传的——从父母传给孩子。多动症至少在一些家庭中遗传着。所有年轻时患有多动症的父亲，他们的孩子中至少有三分之一患有这种疾病。更重要的是，绝大多数同卵双胞胎都具有多动症特征。"ADHD 患者切身知道这种病症的真实性，以及它对日常生活的影响。

我们先看看截至 2023 年 9 月，美国 CDC 官方网站给出的 ADHD 治疗建议 [2]。

"对于 6 岁以下的 ADHD 儿童，行为治疗是尝试药物治疗前重要的第一步；行为管理方面的培训能够为家长提供帮助孩子的技能和策略；家长执行的行为管理被证明与治疗幼儿多动症的药物一样有成效；年龄越小，ADHD 药物的副作用越大；ADHD 药物对幼儿的长期影响尚未得到充分研究。

"对于 6 岁及以上的儿童，AAP 建议将药物治疗和行为治疗相结合。有几种类型的行为疗法是有效的，包括家长行为管理培训、课堂行为干预、关注行为的同伴干预、组织能力的培训。如果将这些方法结合使用，通常效果最佳，这取决于个别儿童和家庭的需要。"

此外，AAP 补充："良好的治疗计划将包括密切监测治疗是否有助于以及多大程度上帮助了儿童的行为，以及在此过程中根据需要而做出多大改变。"

AAP 的这项补充至关重要。家长们无论选择哪种方法来干预自家的 ADHD 儿童，都得尽量取得一种有效的工具来评估干预的结果，比如量化行为（由老师来评估打断谈话的次数，课堂中途站起来的次数，与同学发生冲突的次数等），或者使用标准的评定量表来收集学生的数据。

关于药物的使用，AAP 指南如下：医生开处方药的剂量，应以实现最大益处和最小可耐受副作用为基础。对于青少年（10~19 岁），应在患者本人同意的情况下使用药物。

众所周知，药物只能管理一些症状表现，它并不会教人技能，所以 ADHD 的管理技能是可学的，也是应该去学习的。

认知行为疗法是在治疗过程中既采用认知矫正，又采用行为矫正（即认知治疗和行为治疗的有机结合），在操作上可包括放松训练、角色扮演、解决问题、社会技能、愤怒控制训练等。它被认为是 ADHD 的主要干预方法之一。

那么药物和认知行为治疗，哪一个更加重要呢？根据上述论及的官方说法，一定是二者结合着使用为最佳综合性解决方案。我曾经看到过 Jim Phelps 博士的一个观点，当然，他不是针对 ADHD 说的。他写过三本关于躁郁症（双相情感障碍）的书籍，但是我觉得他给出的观点对于 ADHD 的综合性治疗方案很有借鉴意义。他说，大家确实一直坚信药物是躁郁症唯一的治疗方法，但是他觉得不准确。他认为管理方法在先，药物其次，这个顺序是非常重要的。也就是说药物很重要，但是生活方式的教育必须是首要的。

很多躁郁症患者反映，适当的药物能够缓解一些症状，但是并不能够阻止情绪的波动。要想管理好躁郁症状，首要问题是管理好睡眠，还有各种健康的人际关系，避免引发催发症状到来的行为（比如没有仔细计划过的旅行，突然接受倒班，或者报了太多的课程等），以及一些药物（比如抗抑郁药物、兴奋剂、类固醇药物等）的刺激。如果生活方式当中都是激发躁郁症的因子，那么再好的药物也是在热锅上加了个盖子而已。而且药物的副作用是患者最大的抱怨。因此，患者应主动管理自己的症状，只有自己管理不了时才使用药物来治疗。这样着重生活方式的改变，起码可以减少对药物剂量的需求，那么副作用自然就会减轻了。

ADHD 的某些具体症状可能会伴随一生，因此针对具体症状的具体应对策略，可学并且应该学习。随着 ADHD 患者年龄的增长，其应主动管理自己的症状，知道如何应对任务的完成和情绪的掌控。

随着 ADHD 知识的普及，以及发病率的提升，关于 ADHD 的治疗方法也在不断推陈出新，比如 EndeavorRx。它是一款视频游戏，是 FDA 在 2020 年 6 月批准使用的，为医生处方开出的第一款，也是唯一一款针对性治疗 ADHD 儿童的视频游戏。如果我们搜索谷歌关于 ADHD 的治疗，它可能是排名第一的广告推送产品。

我进入了 EndeavorRx 的官方网站，它自称该产品是用像素做成的，是副作用为零的 ADHD"药物"。它有个人定制化的可能，当然，官网也称自己的产品是安全的补充治疗选择。目前，由于这款产品还比较新，我只能找到官网自己宣布的试验数据，还没有更多的来自于 ADHD 群体及其父母的使用反馈，以及相关的研究。家长们在判定一种新的治疗方法时，不妨问清楚几个关键问题，诸如该研究的样本量多大，他们研究的具体问题是哪些，研究组中的成员都是哪些人，等等。

所以，面对任何新报道的或者非传统的治疗方法，家长先进行考察和斟酌是非常重要的，家长们还应该搞清楚这一方法是补充治疗还是替代治疗。补充治疗是在现有的药物或者社会心理行为治疗之外添加进去的治疗方法，它是为了提高患者的整体健康水平。替代治疗指的是与目前的处方药物或者社会行为、心理行为治疗具有同等疗效，甚至疗效更好的治疗方法。

再比如目前在国内很火的感统训练，很多家长浅显地认为，孩子的运动协调能力得到加强，比如拍的球多了，跳绳的次数增加了，大脑也就更加健康了。我同意行为可以改变大脑，但是类似的感统训练是否具有普适性？是否解决了孩子的最关键问题？是否能够提高注意力及学习能力？

ADHD 新的治疗方法之所以层出不穷，一个关键的原因是 ADHD 的治疗结果很难被客观地评估，如同 ADHD 的诊断标准也是建立在主观的评估基础上一样。一种治疗方法是否有效，完全凭借家长和老师对孩子行为的一些主观评估。家长看到孩子从不间断地拍 10 个球，进步到不间断地拍 100 个球，就认为这种治疗方法是有效的，但往往会忽略关键问题：这种治疗方法针对的目标行为是什么？是否符合孩子成长的核心需求？

还有一些家长，恨不得将所有听来的 ADHD 治疗的辅助工具，比如瑜伽平衡垫、压力球都买来，以求一劳永逸，这些都混淆了主要治疗、补充治疗，以及替代治疗之间的概念。

还有饮食调理（比如服用去麸质和酪素，补充足够剂量的维生素、矿物质，以及其他必需元素等）肠道健康的改善，等等，也许值得一试，但是在使用过程中家长一定要密切检测使用的效果，并寻找出哪些治疗方法能够产生积极而持续的疗效。

关于维生素和矿物质的补充，有些物质，比如钙、铁、镁、锌及维生素 B_6，被认为是促进大脑发育及功能发展所必需的。有研究发现，许多 ADHD 孩子缺钙、镁和锌，而这些矿物质的补充有助于改善多动、注意力缺陷和冲动症状。还有研究发现同时补充镁和维生素 B_6 两个月就可以大幅改善多动、攻击性和注意力缺陷症状。

镁这种矿物质不会直接提高注意力，但是它可以平息多动和躁动症状，从而影响注意力。安全的剂量很重要。

我们通常知道，儿童缺锌可导致免疫力低下、食欲不好、生长慢、智力发育迟缓。儿童是否缺锌可以通过血液来检查，并给予安全的补充，总体上对 ADHD 的治疗是有益的。

低水平的铁可能是多动症儿童的另一问题。铁对正常的大脑功能至关重要，补充铁可以改善 ADHD 症状。但是在补充之前，关键要测量儿童血液中的铁蛋白水平。

Omega-3a 可能是研究最多的多动症补充剂，被认为在治疗多动、注意力缺陷或者冲动方面是有益处的，但是关于最佳剂量以及如何给予的问题仍旧存在。Omega-3a 重要的脂肪酸是 EPA 和DHA，它们都列在绝大多数的产品标签上，以鱼油胶囊的形式最为常见。

营养补充剂可以提供给孩子无法从食物中获得的基本营养素，以实现最佳健康和功能。补充剂量不应该超过日常推荐允许的剂量，某些元素的高水平，比如锌元素过多会导致中毒。

值得一提的是，我们需要知道营养补充剂对于 ADHD 是否有效的研究是怎么做的，才能理性客观地看待其在 ADHD 儿童身上的使用。最常见的研究方法是给予一个人补充剂或者安慰剂，然后通过老师和父母填写的调查问卷或者行为量表来衡量补充剂的有效性。补充剂的疗效一般不是立即见效或者明显见效，而且对于个体儿童，一项补充剂的效果很难判定。

在美国，除了行为干预、药物干预之外，生物反馈疗法（biofeedback therapy）也是存在已久的、可辅助应对 ADHD 的一种方法。

针对 ADHD 的生物反馈疗法，其基本操作原理是给孩子戴上一顶内有电极的帽子，帽子可以将脑电波（EEG）活动转化为屏幕上可以看到的信息。人的脑电波有五种类型：α，β，γ，δ 和 θ。每个都有一个不同的频率。这个疗法就是通过测频率来识别脑电波。研究表明，许多 ADHD 患者的大脑会产生大量的低频 δ 或者 θ 脑电波，

走近多动症

而缺乏高频 β 脑电波 [3]。神经反馈旨在扭转这一比例，提高大脑对 β 脑电波的能力和倾向，这可以有效地增强信息处理和解决问题的能力。

在生物反馈疗法中，孩子会按照治疗师的指令执行一些认知任务，比如大声朗读，或视频游戏，或其他刺激。孩子在屏幕上能够实时地看到自己的大脑对刺激的脑电波反应，看到刺激如何发生，如何中断等等，可以更为直观地了解自己的专注力问题，然后在专业治疗师的指导下，尝试使用各种策略来保持对某项任务的专注，并同时观察脑电波的变化。如此训练下去的目的是希望孩子最终利用提高专注力的策略，有意识地去管理自己的脑电波，并且未来在不连接传感器的情况下也可以做到。大脑活动改变了，孩子的行为自然发生变化。生物反馈疗法是非侵入性的，不涉及药物治疗。电极不会传递电流，因此无痛感。有些从业者认为它安全（虽然也可能会有一些副作用，比如头晕、恶心、做梦等）且有效。这种治疗也叫神经疗法。

生物反馈并不是一个新的概念，它甚至存在了几十年。它也不是只针对 ADHD 的疗法，它同样可以适用于生理疾病或其他精神健康类疾病的辅助治疗，比如抑郁症、焦虑症、躁郁症等。

该方法在美国一直没有被广泛接受，除了费用昂贵而且保险不能覆盖之外，还有在科研上尚未取得足够的支持。2011 年的一项研究得出的结论是"生物反馈疗法可能起到的是心理安慰剂的作用"。也有研究将生物反馈疗法与药物治疗做了比较，发现药物干预的效果更好些。2016 年的一项被引用几百次的研究结论是"尚未有足够的证据来支持生物反馈可以作为治疗多动症的有效方法"，作者呼吁进一步的研究 [4]。2019 年的一项研究得出的结论是"基于 ADHD 标准协议的神经反馈应被视为一种可行的治疗替代方案，并建议需要进一步

180

的研究来了解特定神经反馈协议的工作原理。最后，我们强调需要对从业者进行标准的神经反馈培训，并在临床实践中使用具有约束力的标准[5]"。

但不管怎样，有不少专家甚至医生，建议 ADHD 家庭试试，毕竟它是非侵入性的一种方法，但是不能把它当成是 ADHD 的唯一干预方法，而且生物反馈治疗的效果可能未必那么快而明显。况且，每一个 ADHD 孩子的具体症状都是不一样的。同样的方法，对一个孩子有效，未必适合另外一个孩子。所以，对于 ADHD 孩子，无论使用药物治疗、心理治疗、生活方式的改变，还是生物反馈，都要依靠家长和医生的不断尝试和摸索，直到寻找到对孩子最有效的干预方法。

如果家长决定要尝试生物反馈治疗，一定要特别关注提供生物反馈的机构的专业性，是否有执照，从业人员是否受过专业培训，因为这个干预不是机器来独立完成的，更依赖治疗师的专业指导和跟踪。

除此以外，曾经出现过的 ADHD 疗法还包括但不限于如下：无糖饮食、去麸质和酪蛋白饮食、视觉听觉及感觉的综合训练、音乐疗法、按摩、互联网 APP 等。

为孩子挑选最佳的治疗方案，有一个非常重要的前提，那就是对 ADHD 及共患的问题及其他情况做出充分而且准确的判断。决定选择试用或者使用某种治疗方法时（除了传统的药物和认知行为干预之外），要能明白该方法起到的是补充作用，还是替代作用。

家长们不想见到自己的孩子被过度诊断，也不想被漏诊。一些家长的习惯行为是在网络中自学成才，怀着"求人不如求己"的心态。我认可在 ADHD 的整体干预方案中，家长起着最关键作用，但是在诊断方面，家长还需要信赖专家的意见，如果有怀疑，就要多听几个专家的意见做参考。ADHD 的症状表现比较复杂，只有合格的专家才能在诸多症状和表现中抓住核心部分，不致家长们陷入怀疑、犹豫、或者侥幸等复杂心态当中，以至于贻误对孩子的辅助。

我总结了几个有关 ADHD 的常见理解误区。

1. 患有多动症的人需要加倍努力，提高自己的关注力

很多家长都提到自己的 ADHD 小孩上课注意力不集中，但是打起游戏来，那股子劲头比一般小孩都强，所以家长认为孩子的注意力是可以通过努力和自省来迅速提高的。

我们的确发现，ADHD 人群一旦对某件事情发生兴趣，他们会变得非常专注，甚至过度聚焦。一个 ADHD 孩子做作业时，很容易受到环境干扰，父母悄声说的话，他都会听到，但是玩起游戏来，无论家长怎么喊他的名字，他都听不到。

我曾经读过的一篇文章说，不管 ADHD 儿童看上去多么专注地玩游戏，他的专注度仍旧比不了典型神经发育的儿童。比起典型儿童，他们还是会犯更多的错误，甚至更多次地重新启动游戏。以上观点尚未得到更多的科学证实，但是基于我和 ADHD 儿童的实际互动经历来说，我觉得 ADHD 孩子对感兴趣的事物的关注度，在短期内是高度集中的，但是他的关注信号并不稳定，未必能够持续很长时间。正如我们常说 ADHD 成人会更擅长完成闪电快速、高度紧张的工作一样，他们的热情和激情冲上来的速度很快，但是消逝得也快。曾有专家形容 ADHD 人群的专注力就像不稳定的手机信号一样，一会儿有，一会儿没，一会儿强，一会儿弱。

2. 我的孩子一点也不多动

不是所有的 ADHD 孩子都好动。多动 / 冲动只是 ADHD 当中的一种类型，而注意力缺陷在 ADHD 人群中更为常见。有多动症状的 ADHD 孩子，其多动症状会随着年龄的增长逐渐减少甚至消失，但是注意力缺陷的症状如果没有得到良好的管理和改善的话，到了一定年龄之后，可能症状还会加重。我们通常觉得 ADHD 小孩就是那些四处奔跑、停不下来的孩子，那是对 ADHD 的刻板印象，是不全面的。这里更加值得注意的是 ADHD 女孩的症状，可能与 ADHD 男孩的症状表现非常不一样。女孩通常在多动 / 冲动控制方面惹的麻烦较少，似乎更爱做"白日梦"。关于女孩的讨论，可以详见本书 ADHD 评估与诊断篇第 3 章里的介绍，这里不赘述。

3. ADHD 是一种学习障碍

很多 ADHD 小孩在学校里的学习成绩不好，但是 ADHD 本身不是学习障碍，只是它的症状和行为表现会妨碍学习效率和效果，但是 ADHD 小孩本身不会在阅读、写作、数学等特定技能上造成学习困难。然而，一些学习障碍常常与 ADHD 并发，比如阅读障碍症就与 ADHD 常常共患。ADHD 学生需要在学校里得到必要的辅助和关注，ADHD 成人在工作中也需要一定的扶持，以发挥出其最大的潜能。

4. ADHD 是不良育儿的结果

我们看到很多 ADHD 小孩不听话、烦躁、冲动、暴力等，会认为是缺乏家庭教养及纪律导致，但是 ADHD 是由大脑差异导致的，而不是因为不良的父母教育或者环境导致。这一理解误区，对养育 ADHD 小孩的家庭来说，会带来雪上加霜的心理伤害。

参考文献

[1] SILVER L, NOVOTNI M. Is ADHD genetic?[EB/OL].[2020-05-19]. https:// www.additudemag.com/is-adhd-hereditary-yes-and-no/.

[2] Centers for Disease Control and Prevention. Treatment of ADHD, https://www.cdc.gov/ncbddd/adhd/treatment.html.

[3] RABINER D, HAMLIN E. Can neurofeedback effectively treat ADHD?[EB/OL]. [2020-09-03]. https:// www.additudemag. com/ neurofeedback-therapy-treat-adhd/.

[4] CORTESE S, FERRIN M, BRANDEIS D, et al. Neurofeedback for Attention-deficit/hyperactivity disorder: meta-analysis of clinical and neuropsychological outcomes from randomized controlled trials[J]. Journal of the American Academy of Child and Adolescent Psychiatry, 2016(55):444-445.

[5] ENRIQUEZ-GEPPERT S, SMIT D, PIMENTA M G, et al. Neurofeedback as a treatment intervention in ADHD: current evidence and practice[J]. Current Psychiatry Reports, 2019(21):46.

第4章

ADHD 的耳朵之谜

我是在一年多前开始关注到部分 ADHD 儿童的耳朵形状的，有的是招风耳，有的是精灵耳，耳朵上方的弧线较长，显得耳朵上半部稍大。

什么叫精灵耳呢？如果大家看过电影《指环王》，应该注意到了精灵族的耳朵吧？整个外耳廓和颅骨的夹角十分夸张，而且耳朵尖长。精灵耳和招风耳的区别在于：精灵耳的耳朵顶端尖长，而招风耳是耳骨内翻，像两个蒲扇长在脑门两侧。医学解释它们为先天性耳部畸形的一种情况。

如果耳朵从头部侧面伸出 2 厘米或者更多，我们通常称之为"招风耳"。招风耳在白人群体中占比可高达 5%。招风耳是遗传的耳轮形成不全或甲软骨过度发育。它是一种常染色体显性性状。大约有30% 的招风耳婴儿在出生时耳朵看起来是正常的，然后问题出现在了生命的前 3 个月。自从我对 ADHD 儿童的耳朵产生了兴趣之后，我发现有的耳朵在生命的几年时间中，会发生很大的变化。在我的实际案例中，有一个 ADHD 男童，我看过他半岁前和 3 岁时的照片，明显的招风耳，但是如今 12 岁的他，耳朵是完全贴合头部侧面的，甚至比一般人贴合得都紧，他有几年的服药史，目前的情绪和不良行为都很严重。还有一个 ADHD 男童，对比他满月时、半岁时和如今 10 岁时的图片，他的耳朵是越来越"招风"的，他的各种 ADHD 症状也是非常严重。

我在观察到这一现象之后，在每一个咨询案例中，都会特别关注耳朵，我也的确看到了越来越多的招风耳儿童，偶尔还会幸运地遭遇到他们的招风耳妈妈们（这一现象也许因为与我互动的家长中，妈妈居多的缘故）。我越来越怀疑耳朵的非典型形状可能与非典型的听觉处理系统相关，而听力处理障碍，已被个别研究证明与一定的 ADHD 症状相关。

人类耳廓的扭曲和折叠是专门用来增强具有人类声音典型音高的声音即人类关心的声音的。换句话说，它是一个方便的内置聆听工具，可以减少背景噪声。人类耳廓也有助于确定声音的方向。典型的耳廓增强了来自正面和侧面的声音，减少了来自背面的声音。这不得不让我联想到招风耳，它的形状是否为了更好地采集从前面来的声音，却限制了从侧面和背面来的声音？人类耳廓通过选择性地放大与人声相似的音高来帮助我们专注于有趣的声音。随着声音的处理，我们的大脑会进一步帮助我们忽略背景噪声。

以下是我找到的几项相关的学术发表。

1. 前庭系统与 ADHD

已有研究发现了 ADHD 儿童在平衡功能上有缺陷。研究发现 ADHD 儿童在所有涉及感觉信号中断的条件下的站立平衡表现上都有明显缺陷，但是该研究的结论是，与躯体感觉和前庭系统相比，视觉系统往往更多地参与了导致 ADHD-C 型儿童的平衡缺陷（C 型指的是混合型，既有多动冲动，又有注意缺陷的类型）[1]。

多动症儿童的前庭系统运行不正常。前庭刺激可以改善平衡、粗大运动技能和视觉运动控制。2014 年的一项研究显示，前庭训练是治疗 ADHD 的可靠且有效的治疗选择，尤其是与其他训练相结合时。刺激平衡感突出了抑制和认知之间的重要相互作用[2]。但是对于没有学习障碍的 ADHD-C 型，前庭刺激疗法不被 2008 年的一项研究推荐使用[3]。

2. 耳朵位置与听力损失

招风耳还在两类人群中常见，一个是唐氏综合征，一个是特纳综合征。唐氏综合征患儿的耳朵很小，所以大部分听力损失是由于耳道狭窄导致的传导性听力损失。特纳综合征患者有着低位耳朵。传导性听力损失的高风险主要是由于咽鼓管问题和高发慢性耳部感染。因此，耳朵的位置和形状可能会影响听力学表现，会不会也是非典型内部神经差异的间接影响结果？

3. 耳廓位置影响听力表现

2013 年的一项研究认为，耳廓位置会影响听力表现，包括语音清晰度和噪声中的语音接收。报告中称，耳廓是听觉系统中公认的组成部分，能够塑造传入的声学信号。已有几项研究表明，耳廓的形状会影响空间定位，主要是在垂直平面上。虽然唐氏综合征和特纳综合征可能与突出的耳朵和传导性听力损失有关，但突出的耳朵通常不被认为与听力问题有关。改变耳廓形状会降低或提高信噪比，这是中央机制无法弥补的[4]。因此，耳朵接受整形手术时，应该被谨慎对待。

4. 内耳障碍与 ADHD 相关

来自纽约叶史瓦大学阿尔伯特爱因斯坦医学院的研究小组通过小鼠实验发现，内耳障碍——耳蜗和前庭系统都与多动症有关。Jean Hebert 教授说："我们的研究提供了第一个证据，证明感觉障碍，例如内耳功能障碍，可以在大脑中引起特定的分子变化，从而导致传统上被认为仅起源于大脑的适应不良行为。"研究人员在人类中也发现了 Slc12a2 基因的突变。在健康小鼠的内耳中阻断该基因的活动使它们变得越来越活跃。研究人员随后检查了纹状体，纹状体是大脑区域中心控制运动的区域。他们发现两种蛋白质 pERK 和 pCREB 的水平高于正常水平。有基因缺陷的小鼠被注射了氟哌啶醇，这是一种已经用于治疗人类抽动症（无法控制的运动）的药物，它被认为可以抵消高蛋白质水平，小鼠活动模式恢复正常。业内对此结论表示谨慎的人士认为，ADHD 就像很多的精神和医学疾病一样，不是由单一突变引起的。这项研究没有引起广泛的关注，但笔者认为它有一定的学术价值。内耳障碍与 ADHD 的一些表现症状有关，如果功能影响器官的假说成立的话，内耳障碍就会影响耳朵的形状，比如导致招风耳。

5. 听觉过敏与 ADHD

一项研究得出结论：与对照组儿童相比，多动症儿童的听觉过敏症更高。对声音的超敏反应被描述为对平均强度声音的耐受降低，有时伴有对普通环境声音的痛苦敏感性，具有知觉、心理和社会维度。该研究还发现，研究组和对照组听觉过敏的患病率分别为 36.7% 和 13.3%。研究中的大多数儿童是男性。建议所有患有 ADHD 的儿童都进行听力学评估，以诊断是否存在听觉过敏。听觉过敏可能会加重 ADHD 的典型症状 [5]。

6. 面部特征与 ADHD

这项 2020 年的研究结果支持了胚胎发育过程中前脑发育过程与面部发育过程之间存在密切关系的判断。它将 40 名被诊断患有 ADHD 的儿童和 40 名健康儿童作为对照组纳入了研究。他们从面部区域拍摄两张照片，然后用计算机程序"Image J"进行人体测量。它的结论是多动症与鼻宽、耳长和上脸长度之间有着密切关系[6]。

7. 耳朵大小区分 ADHD 和 FASD

FASD 是胎儿酒精谱系障碍。严重的 FASD 患儿具有独特的颅面特征，比如人中平滑、上唇较薄等，但是不太严重的 FASD 患儿就和 ADHD 患儿一样似乎没有明显的身体特征，但是二者在行为表现上有相似之处。2014 年 8 月的这项研究将 59 名非严重型的 FASD、67 名 ADHD 儿童，以及 61 名年龄和性别匹配的对照组纳入，测量耳长和耳宽。结论是与对照组和 FASD 儿童相比，ADHD 儿童的耳朵尺寸明显最大，FASD 儿童的耳朵最小。所以，耳形态与神经行为和认知发展有关[7]。

8. 听力处理障碍与 ADHD

2017 年的一项研究发现 ADHD 儿童在听觉闭合，双耳整合，以及时间顺序上受损。这些儿童在听觉处理测试中表现不佳，然而在服用了盐酸哌甲酯药物后，他们的表现与典型神经发育儿童相似。这项研究说明了听觉处理问题是 ADHD 的症状[8]。

除了以上能够找到的相关文章，狗狗的耳朵也令我产生了兴趣。耳朵直立的狗比耳朵松软的狗听力更好。当它们听到声音时，狗可以左右或上下移动耳朵，以使它们听得更清楚。狗能听到更大范围的声音也是由于它们耳朵的形状和尺寸。立耳聚焦声音，它的工作原理是

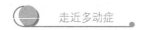

收集声波并将它们弹回耳道进行处理。即使在夜晚安静的时候，对于狗来说，这个世界也是一个喧闹的地方，它们可以听到数字闹钟中使用的水晶谐振器的高频脉冲和墙壁上白蚁的身体振动。突出的耳朵可以容纳和移动声音，类似于人类将手放在耳朵上以更好地听到声音的方式。

在我的实际案例中还碰到过两个男孩，他们的耳朵后面，与头部连接处，有个尖尖的骨刺凸出来，这是我用手摸到的，它们通常是肉眼看不到的。其中一个男孩在焦虑的时候，会用手去摸，另一个男孩说按下去会疼。

我在想，人类的招风耳，是不是基于代偿机制而产生的形状，以便帮助他们收集更多的声波，或者广泛地打开外耳道？那么，招风耳是缩小了声音的范围，还是带来了更具挑战性的背景噪声？如果盐酸哌甲酯能够帮助 ADHD 儿童提高听觉处理能力，有没有更为有机的、非侵入式的、便携式的方式，比如类似听障人群使用的助听器，能够帮助 ADHD 更好地处理听觉输入？如果招风耳与 ADHD 之间存在一定的关联，它在 ADHD 目前主观诊断的基础上，是否可以成为一种辅助的客观诊断方法？

未来漫漫亦可期。

参考文献

[1] SHUM S B, PANG M Y. Children with attention deficit hyperactivity disorder have impaired balance function: involvement of somatosensory, visual, and vestibular systems[J]. Journal Pediatrics, 2009: 245-249.

[2] HAGHSHENAS S, HOSSEINI M S, AMINJAN A S. A possible correlation between vestibular stimulation and auditory comprehension in

children with attention-deficit/hyperactivity disorder[J]. Psychology and Neuroscience, 2014(7):159-162.

[3] CLARK D L, ARNOLD L E, CROWL L, et al. Vestibular stimulation for ADHD: randomized controlled trial of Comprehensive Motion Apparatus[J]. Journal of Attention Disordes, 2008(11):599.

[4] MCNEIL M L, AIKEN S J, BANCE M, et al. Can otoplasty impact hearing? A prospective randomized controlled study examining the effects of pinna position on speech reception and intelligibility[J]. Journal of Otolaryngology, 2013(42):10.

[5] RALLI M, ROMANI M, ZODDA A, et al. Hyperacusis in children with attention deficit hyperactivity disorder: a preliminary study[J]. International Journal of Environmental Research and Public Health, 2018(22):10-18.

[6] AKTAS H, ESIN I S, DURSUN O B. Is it possible to recognize children diagnosed with ADHD from their facial anthropometric measures? A case-control study[J]. Medical Hypotheses, 2020(140): 109649.

[7] KAPALANGA J, LAUFER B, OVUGA E, et al. Large ears distinguish ADHD from non-FASD Children: fetal alcohol canadian expertise research association at Toronto[J]. J Clin Pharm Ther, 2014, 21(2):e298-e307.

[8] LANZETTA-VALDO B P, OLIVEIRA G A, FERREIRA J T, et al. Auditory processing assessment in children with attention deficit hyperactivity disorder: an open study examining methylphenidate effects[J]. International Archives of Otorhinolaryngology, 2017(21).72-78.

ADHD

学校家庭教育篇

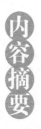
内容摘要

该部分收录了 8 章内容。

第 1 章通过一个超级多动和冲动的 ADHD 小男孩的案例，讨论了 ADHD 在执行功能上的发育滞后，提前教育补习的弊端，干预学生的注意力缺陷和冲动的策略，以及学习空间的优化设置予以辅助等。关键词条：招风耳，执行功能，提前教育，课外补习，课堂干预，ADHD 座椅。

第 2 章罗列了 ADHD 学生在学校里的一些常见表现，帮助老师们理解 ADHD 是执行功能的发育滞后，识别 ADHD 的迹象，同时能够绕开行为的表面，改变看待 ADHD 特征的角度。关键词条：ADHD 特征，表现。

第 3 章讨论了与 ADHD 症状表现高度相关的情绪和行为问题。介绍了儿童对立违抗性障碍（ODD），俄勒冈大学的 Colvin 和 Walker 最早提出的学生情绪发泄周期的七阶段来解释情绪和行为的运作原理和发展历程。最后通过两个案例来示范老师如何在环境条件中寻找调整因素而实施有效的干预。关键词条：ODD，情绪和行为问题，情绪发泄周期七阶段，环境条件。

第 4 章分享了老师如何在课堂上"轻松"管理 ADHD 学生，包括在物理空间的布置，帮助他们提高关注力的小技巧，随后分享了老师如何在教学策略上更好地管理这些学生，最后分享了家长如何在家庭环境中辅助孩子，提高他们的自我管理和学习效率。关键词条：课堂，教学策略，家庭辅助，自我管理。

第 5 章分享了 Buron 和 Wolfberg 在书中提及的针对学生的问题行为，老师如何制订一套完整的干预计划。本章详细地分享了每个步骤中实用的操作指南，穿插了 O'Neill 团队就如何挖掘儿童问题行为背后的根源给出的问题问卷，在实施干预的步骤中还穿插了老师如何创建正向有效的教学环境方面的建议。关键词条：问题行为，定义行为，干预行为，行为根源，教学环境。

第 6 章针对 ADHD 小孩"不遵守指令"的常见表现，分享了 Morin 的一篇文章中提及的 10 个技巧，适合老师和家长们实操使用。关键词条：指令，指示，视觉提示。

第 7 章分享了父母 / 老师对儿童进行语言干预的注意事项，随后分享了 Sylvia Rockwell 书中给出的对已经表现出情绪和行为障碍的学生 13 种有效的干预方法。关键词条：语言干预，情绪，行为问题。

第 8 章探讨了在教育的中长期目标下，ADHD 的治疗标准和干预目标，如何看待 ADHD 儿童的特点和优势，长期接受负面反馈而对自尊心和自信心的损伤。文章介绍了 Lavoie 教授的"扑克筹码"理论来帮助老师和家长更好地理解孩子的自信心。最后文章讨论了父母应该如何参与到孩子的教育当中。关键词条：治疗，教育目标，执行功能，自信心，霸凌，扑克筹码，亲子关系。

第1章

如何控制冲动和自我管理

在我接触过的案例中，ADHD 孩子曾经是带给我欢乐最多的，因为他们多半很天真又善谈。我常常在回想起他们时，会乐出声来，但同时，我也看到了他们的父母，尤其是母亲的焦虑，往往给这份快乐蒙上了一层不小的阴影。

沛沛是妈妈带过来的。我一看见沛沛的耳朵心里就有点数了。然后我让沛沛妈妈把耳边的头发往后面撩一下，果然，我看到了两对大大的招风耳。

我把自己对耳朵的观察单独列出来一章，在 ADHD 争议篇里做了讨论。也许它有相貌冒犯之嫌，但是我觉得作为一名特殊教育工作者，我既然观察到了这样一个也许有探索空间的现象，就应该分享出来，也许未来，即使不是自己有幸参与，但或许有其他团队能够继续探索耳朵这个器官与 ADHD 的相关性。

言归正传，沛沛一进我的工作室，没有听从我的指示坐下来，而是一条腿跪在椅子上，眼睛开始四处张望。他突然走向墙边的书架，拿出一棍类似油画棒的东西，放进嘴里一吸，一大股子烟，就从他的嘴巴和鼻孔里冒出来。我当时吓坏了，还有沛沛妈妈。如果我没有见到他吐出来的烟，而是光看到这个"油画棒"的话，我都不知道这是支电子烟。这支电子烟是之前某个 ADHD 成人因马虎而遗忘在书架上的东西。我为没有及时发现这个"危险品"而感到愧疚。

我连忙向沛沛妈妈道歉，将电子烟从沛沛手里拿过来，放进了抽屉里。我问沛沛妈妈，家里有人抽电子烟吗？沛沛妈妈回答说没有，她自己也从未见过电子烟。

沛沛妈妈开始介绍沛沛的情况，带着一脸的疲惫和满眼的焦虑。

沛沛非常聪明，这个评价有客观的依据。沛沛能够考上全市只招收 30 名儿童的某实验班，从上千报名者中脱颖而出，但是他也能招惹警察上门训诫。

沛沛妈妈 36 岁时有了沛沛，足月，剖宫产，但是因羊水感染，沛沛在医院里多住了 1 周。他的语言发育基本正常，没有出现过语言迟缓或者倒退现象。视力听力的基本功能正常。他属于过敏性体质，身上经常发湿疹。3 岁后生病较多，每年起码有 3 次因肺炎住院，后来运动量逐步跟上后，身体状况越来越好。沛沛目前的大运动能力较强，自行车可以骑 30 多公里，游泳也很快，跳绳能够跳 1000 多个。他整个人看起来很健壮，手大脚大的，但是屁股坐不住板凳，人像箭一样地在房间内四处奔跑，每样东西都要拿到手里或者用手碰一碰。

沛沛今年 8 岁。他在 6 岁时被诊断出 ADHD，父母觉得沛沛有多动和冲动症状，注意力方面还可以，沛沛同时还接受了韦氏问卷的测评，测试结果为 136 分（注：90~109 分为一般正常的智商，136 分属于高智商）。

沛沛的父母找到我，主要焦虑以下两方面的问题：

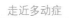

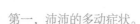

第一，沛沛的多动症状。

沛沛马上进入小学二年级了。他的一年级的所有老师，对于他在课堂上的表现，都反馈出了与 ADHD 相关的表现问题，但语文老师除外。沛沛妈妈认为沛沛喜欢语文老师，所以他在语文课上的表现相对好些，就连自习课上的表现也基本正常，但是其他科目的老师们的反馈就不一样了。体育课老师反映沛沛多动，不服从指令。数学老师认为沛沛的数学能力很强，但从来拿不了满分，因为总是会犯各种马虎错误。英语老师认为沛沛出现了更为夸张的表现，有一次，他在老师讲课时突然站起来，走到一位同学那里，推了对方一把，然后又回到了自己的座位上，若无其事地坐下了。英文老师还向家长反馈，有一次沛沛拿到了考试卷子，突然站起来，把卷子摔到了桌子上，同时对着卷子骂了一句。

这时我把沛沛请回到座位上，问他："沛沛，你那次上课时，突然走到同学那里，推了他一把，还记得是因为什么吗？"沛沛回答："不记得了。不知道。"我又问他："上课时有时会突然站起来，你自己知道吗？"他说："有时候知道，有时候不知道。"

随后沛沛妈妈告诉我，那次推同学，是因为那位同学在课间的时候不小心碰到了他，他觉得应该回推他一下，才算公平。沛沛的报复心一贯很强，比如在玩篮球的时候，如果哪位小朋友不小心碰掉了他手里的球，沛沛总会想办法"报复"回去，把对方的球也碰掉一次。

这与我对沛沛的另一观察一致。在沛沛妈妈讲述他调皮捣蛋的时候，沛沛突然开玩笑似的对妈妈说："滚。"随后立即改口说："哦，我不该说脏话。"

ADHD 是儿童执行功能发育上的异常。一个人的执行功能表现在三个方面：灵活的注意力、工作记忆和行为克制。其中行为克制指的是一个人能够知道在行动前暂停下、思考下。他能够自我管理好情绪、做事的动机，以及掌控住激情。我们通常接受这个说法：ADHD人群在执行功能上的整体发育比起典型同伴们落后了30%，该观点由ADHD领域内的大咖 Dr. Russell Barkley 最早提出。30%是个什么概念呢？以一个10岁ADHD小男孩为例，他的执行功能发育水平可能相当于一个典型的7岁小男孩。如果从这个角度去看待ADHD孩子表现出来的各种"幼稚"或者"不成熟"行为，父母们应该容易理解些。

尽管沛沛在课堂里表现出来各种注意力不集中以及多动的症状，但他的各科学习成绩都是很好的。沛沛妈妈很自豪地告诉我，沛沛的早教从7个月大小的时候就开始了，而且他现在的课外活动非常丰富，每周有16节的课外课，包括语数外、感统训练、篮球、空手道、国际象棋、围棋、书法、画画、打鼓、乐团、音乐剧、乐高等。我从家长那里了解到，最便宜的课，大概100元一次，最贵的课，比如感统训练，一节课700元。这样计算下来，每周5000元左右的课外培训费，每个月大约是20000元的培训费。

沛沛妈妈有点不好意思地问我："是不是课外活动安排得有点多了？"我回答说："语数外的补课或者提前教育肯定是有弊处的。孩子现在的学习成绩还好，虽然匹配了他的智商测试分数，但是我们暂时看不出ADHD给他带来的学业上的影响。等到他进入高年级之后，校外的补课时间会因为校内的学业压力增加而逐渐减少，到时候该有的问题还是会呈现出来。另外兴趣方面的培训班，有利有弊，有些艺术课程属于综合学科，比如画画，过早的结构性教学，可能也会过早地闭合了他的想象力和创造力。还有，家长用花钱方式替代了自己的陪伴和孩子应有的自由玩耍时间，这属于一种懒惰教育，长期下来对于亲子关系和孩子的全面发展有一定危害。"

第二，冲动及危险行为。

我们前面提到了 ADHD 孩子的执行功能里的行为克制方面，比典型同伴发育滞后了 30%。沛沛的冲动行为，除了前面提到的上课时突然站起来，推同学，故意打掉同学手里的球等，令沛沛妈妈最为震惊而且恐惧的是，警察找上门来，拿着证据说沛沛做出了危险的高空掷物行为。沛沛妈妈当着警察的面，请求警察将沛沛带走去惩治，以达到威吓沛沛的目的。沛沛当时吓得流泪了，保证以后绝对不再犯同样的错误，他说他理解了危险和可能的严重后果。可是，几个月后，沛沛妈妈十分肯定地说，沛沛又一次趁着她背身过去，将手里的包子从窗口扔了下去，还笑盈盈地。沛沛妈妈猜测沛沛的高空掷物行为，绝不仅仅是警察找到的这一次和自己抓到现形的这一次。

除此之外，沛沛的好奇心和多动，使得他在家里干了另外几件让家长担心的事情。他打开煤气灶，在火上烤勺子和刀子，做各种试验，他还为了隐匿已经被破坏了的东西，结果堵了下水道。请专业师傅上门清理时，沛沛父母才知道沛沛在家里从事的这些危险行为。更加不可思议的是，沛沛妈妈还看到过沛沛去舔门把手，还喜欢咬各式各样的东西，当然包括啃指甲，他的指甲从来不需要用其他工具来修剪。

沛沛妈妈此时觉得，学习好不好，已经不是最重要的事情了，孩子长大后会不会走歪路啊？

沛沛妈妈突然想起了另外一件事，她觉得应该让我知道。沛沛从小喜欢蛇，买了各种各样的蛇形玩具。他也喜欢其他动物，目前家里养了乌龟、蜗牛、螃蟹等。沛沛会去喂养，但是沛沛妈妈悄声地说，她曾经看到沛沛将乌龟的头往下按，好像有虐待动物的倾向。

因沛沛没有呈现出学习障碍，所以我没有对他进行阅读障碍症的评估。我问了家长沛沛在家里的阅读习惯。沛沛妈妈说也会看书，但是感觉看得时间不长，一会儿就厌了，跑了，比较喜欢科技、宇宙、星球类的书籍。我让沛沛帮我写几行字，我发现他的字迹工整，没有笔画错误，但是评估这个的时候，我们需要结合学生个人的特殊性。像沛沛这样经过大量早教和补习的学生，他目前呈现出来的认知水平，并不能代表他的真实水平。我也测试了几道数学题，沛沛计算两位数的乘法，又准确又快，这对于一名一年级的小学生来说，是超出平均水平的表现，当然这里面有沛沛接受了大量的超前教育的因素。我了解到沛沛的英文早教也是开始得很早，但我发现他记住的单词并不多，而且出现了拼写错误，沛沛妈妈解释可能与他现在不喜欢英文老师有关。总之，沛沛的学习能力，还不足以让人怀疑，但是随着他的年龄的增长，学业难度的不断增加，他的 ADHD 是否会影响到他的学习效果，或者程度如何，这点是要持续观察的。

沛沛从未服用过 ADHD 药物。

虽然沛沛的韦氏儿童智力测试是 6 岁时做的，但我没有再次测试他的智商，因为他目前没有出现学习障碍的表现，我反而更担心他现在接受过多的提前教育和略显杂乱的课外活动的影响。我问沛沛会系鞋带吗？一般来说，ADHD 孩子因难以控制冲动，他们在运动协调方面普遍出现比典型儿童更多的困难。在我见过的 ADHD 小孩中（4~14 岁），绝大多数的孩子都是穿着不用系鞋带的鞋子，因为他们普遍在一些精细动作上有笨拙表现。

我递给沛沛一只木头鞋，是专门训练孩子系鞋带的教学工具。沛沛看了下，然后走到门边，找到了一双有鞋带的运动鞋，观察了一会，开始系了，效果还不错。

我让沛沛聊聊学校里的社交生活，有没有朋友啊？在一起都玩些什么啊？校外也会一起玩吗？沛沛的回答模式属于典型的 ADHD，他立即回答我没有朋友，但是经我启发之后，他觉得自己还是有朋友的，他说出了一个常在一起玩的同学的名字，也提到会和朋友吵架。

沛沛妈妈觉得沛沛在社交和沟通方面幼稚无比，他会在电梯里问陌生人一个月赚多少钱，会去用手碰陌生人，在街上和陌生人打招呼。而当他进我的工作室的时候，我观察到他把手伸进了裤子里抓痒，并不避讳人。

沛沛的生活习惯，毋庸置疑，被妈妈描述为"极其混乱"：拿东西从来不会放回原处，书包书桌里一塌糊涂，丢三落四是常有的事，而且没有卫生标准，"真是脏得很""疫情期间进门洗手这件事总是记不住"，沛沛妈妈抱怨说。

这时，我问沛沛妈妈："在您家里，您和沛沛爸爸，哪个是相对丢三落四，生活习惯随意，或者说哪个家务事做得相对干净利落的？"沛沛妈妈有些惊异于我的问题，不过她还是回答说："其实我小时候和沛沛挺像的，我有些邋里邋遢，丢三落四，也喜欢冒险，喜欢惊喜刺激的活动，比如快骑自行车。他爸爸是个循规蹈矩的人，对孩子要求很严格，希望孩子按部就班地做事。孩子爸爸比我做事仔细。"

她的回答符合了我初见娘俩时的猜想。ADHD 很难具体归因，它受遗传因素，或者环境因素，或者遗传和环境的综合影响，其中，遗传因素总是首要去考虑的问题。

咨询到这里，2 个小时过去了。这期间，沛沛像只猴子一样，上蹿下跳，没有他不去碰触的东西，一刻也闲不住。我只有在安排他画画的时候，才能让他一边画画一边回答我的问题。我发现和 ADHD

小孩沟通的时候，因为他们坐不住，我们无法面对面、眼对眼地有问有答，反而安排他们做些什么事，然后他们一边做事，一边还会相对放松地回答问题，效果反而好。这是应对 ADHD 小孩的一些实战经验。

在我的观察里，沛沛是个爱动爱说的小孩，但他的口语表达能力，实际上是落后于同龄人的。ADHD 小孩的脑、眼、手，以及嘴常常不同步，所以我经常会听到他们只言片语的描述，有时是短句子，有时是半个句子，但是他们意识不到自己的表达不完整，会以为自己说完了，说全了。

应对沛沛妈妈提出的几个主要顾虑点，我分享了如下家庭 / 学校实操的辅助方法：

1. 上课时站起来

与老师们沟通，看看能否安排在靠近老师的位置。老师在讲课时，容易看出哪些同学的思想溜号了。在沛沛没有采取行动前（比如站起来），老师可以使用事先与沛沛沟通好的工具，比如绿色便笺代表"你真棒！"，黄色便笺代表"思想开小差了哦！"，红色便笺代表"专注起来！"。利用交通灯的颜色，能够帮助孩子迅速识别自己的思想状态。ADHD 学生，比起典型同学来说，会需要更加频繁的注意力提醒。如果手边没有便笺纸，老师只需要走到沛沛身边，用手按下他的肩膀就好，这时候并不需要任何言语上的沟通。无论教师，还是家长，都需要了解 ADHD 学生注意力不集中、分神，是不受他的意志力所控制的，发生这种情况时，无需过多地指责，及时提醒回神就好。等到孩子再成熟一些，他应该学习一些自我管理时间和注意力的技巧，比如在自己的课桌上，明显一点的位置，以鲜亮的颜色标识，来提醒自己时刻维持注意力。

2. 孩子的多动症状

单纯的多动症状，随着孩子年龄的增长会逐渐减少，甚至可能完全消失。我们通常看到 12~14 岁的孩子就不那么多动了，但这个现象只限于身体的多动症状，而不适合冲动或者注意力缺陷症状。那么 8 岁的沛沛，如何约束他的多动症状，以保证他能够完成作业或者任务呢？

从沛沛的多动及其他表现来看，他的感觉处理模式大抵属于"感觉寻求"型。他比同伴在日常生活中更容易添加动作——触摸、声音以及视觉刺激。他表现得闹腾喧哗，在椅子上动来动去，火烧屁股一样，什么都想碰一下，总想感受物品（沛沛甚至去舔门把手），喜欢碰人抓人，或者嘴里嚼着东西（沛沛喜欢嘴里咬着东西，还有啃指甲）。这说明他的动作里都在加强着感觉输入，因为只有这样，他的感觉寻求才能得到满足，他才会舒服。

所以，我们绕过沛沛的表面多动，看到多动的背后是我们每个人的感觉处理模式的不同。我建议家长们给 ADHD 孩子的书桌座椅上加些感觉输入，比如座椅上放个救生圈或者刺激坐垫（图一和图二），椅子下面安装个能让他的脚在上面玩来玩去的东西（图三），甚至椅子下面可以铺个摩擦大些的垫子，允许他光脚踩踏在上面。我们也可以允许孩子的一只手时刻握着压力球（图四）。这些不但不会分散孩子的注意力，反而在满足了他的感觉寻求之后，他的注意力集中程度和时长会得到改善。

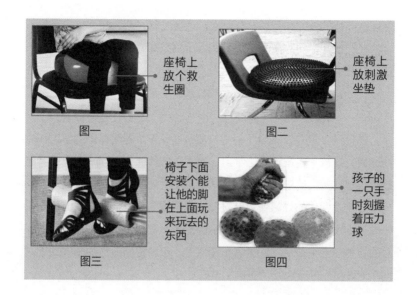

图一　座椅上放个救生圈

图二　座椅上放刺激坐垫

图三　椅子下面安装个能让他的脚在上面玩来玩去的东西

图四　孩子的一只手时刻握着压力球

3. 孩子的冲动症状

前面提到过 ADHD 孩子的执行功能发育滞后，他们在情绪管理和冲动克制方面面临不同程度的挑战。沛沛的报复心（推同学或者打掉同学手里的篮球以满足复仇心理），以及高空掷物行为，均和他的冲动控制能力相关，也和他一贯的好奇心和喜欢探索事物有关。从好的方面说，这是他成长的一部分，遗憾的是，这里面贯穿着风险和导致严重后果的可能性。家长应该开动脑筋，可以多安排一些安全的活动，满足他对惊险刺激的感觉寻求，比如摔跤、攀岩、骑山地车等。同时，和孩子进行多次敞开的沟通，将各种危险的行为及可能的后果不断做加强的分享。这里面需要再次提及沛沛目前被家长安排的各类课外活动，太多太杂不说，它剥夺了父母陪伴孩子的高质量时光，孩子缺少了来自父母用心的关注。没有好的亲子关系，就不会有好用的谈话和孩子的听话。我建议沛沛父母重新规划孩子的课外活动，尽可

走近多动症

能迎合沛沛的爱好和特长，让他在自己擅长和喜欢的活动中去寻找适合的社交伙伴，同时给予孩子一些自由的空间，在事先谈好的规则下活动，来释放他多余的能量。

4. 培养良好的阅读习惯

沛沛马上进入二年级了，家长应帮助孩子培养起良好的学习和生活习惯，让孩子自发地爱上学习，而不是依靠课外补习来跟上或者超越学校里同龄人的进度。孩子的阅读速度、理解能力、认知范围，都离不开热爱阅读的好习惯。针对沛沛坐不住的特点，我建议沛沛妈妈每晚规划出固定的时间，提供舒适的座椅（甚至是可以包裹沛沛的大豆袋，见图五），借助计时器（图六），不断提高沛沛的单次阅读时间和专注度，并及时给予正向的奖励。

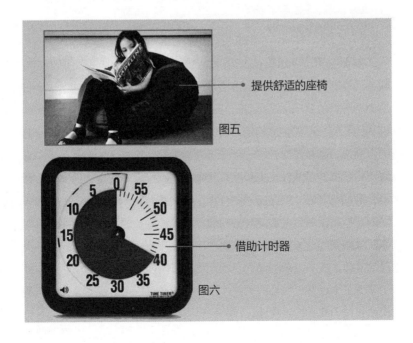

提供舒适的座椅

图五

借助计时器

图六

206

第2章

老师如何识别 ADHD 学生

我有机会乘坐公共交通的时候，会特别关注上学放学的学生群体，我安静地观察他们中间有没有疑似ADHD的孩子，这是很有趣的体验。

有一次，地铁里进来一群放学的孩子。我立即注意到一个身材矮小、站没站姿、坐没坐相的孩子。他和同学讲话的时候，身子靠别人很近，还扭来扭去。我再观察他的穿着，我发现他有一条裤腿是卷上去的，应该是不经意卷上去的，然后他的一只脚半离开鞋子，基本是趿拉着鞋子的状态。我看不见他书包里的状态，但我敢肯定里面是难以想象的脏乱差。

我还会特意去看看这个孩子的耳朵，因为我的确见过很多可疑的ADHD招风耳或者精灵耳。我觉得 ADHD 与听力处理系统，听力处理系统与耳朵的形状之间应该有一定的关联性，但是我还没有机会参与严谨有规模的科学研究，也没有看到过相关的科研结论。

我们一想到 ADHD，就能想到一个淘气的小男孩形象，坐不住，管不住手脚，管不住嘴，走到哪里都令人抓狂。这是人们通常会关注到的行为问题。西方从 1980 年开始意识到这不仅仅是行为问题，更

207

是大脑管理功能上的缺失，也就是执行功能上的滞后发育。

执行功能是我们大脑内最晚发育的部分，它的学名叫"前额叶皮质"，是脑部的命令和控制中心。整个额叶占人脑面积的 40%，一般的人在二十几岁的时候还在发育这部分。

关于执行功能的定义有很多种，我比较喜欢以下说法：一个人的执行功能表现在三方面：灵活的注意力、工作记忆和行为克制。

灵活的注意力是指一个人能够轻松快速地将关注点从一个事物转到另外一个事物的切换能力。灵活注意力有缺陷的人，首先可能是关注力上有障碍。他们的注意力不集中，持续警觉和努力坚持上有困难。我们能够想象到注意力有缺陷的孩子，在学习上肯定会面临挑战。

工作记忆是指能够记住和使用重要信息的能力。他能够灵活运用过去所学的知识，知道在事情的进展过程中做及时的修正，同时运用不同的策略和方法来解决问题。他组织、计划和优先任务的能力比较强。他喜欢设立目标，对时间和进度敏感，有足够的自驱力来完成任务。

行为克制指的是一个人能知道在行动前暂停一下，思考一下。他知道如何自我管理情绪和做事的动机及激情。

执行功能掌控着我们的认知能力、信息处理能力及抑制能力。当然它还包括思考力、决断力、执行力、计划组织能力、拥抱变化能力、同理心、自我宣传及社交能力等。

它是一套很厉害的功能，也是很多人年近 30 岁还欠发育完整的大脑结构，也是"死脑筋""不开窍""情商低"的原因，以及一些学习障碍如多动症、精神类疾病如抑郁症等的科学溯源。

执行功能在人的一生里属于可以随时提高，也可以随时被损害的能力。它在我们的生活中时时刻刻都被需要，比如我们在饭店里看到菜单上有一个喜爱的甜品。这个时候我们大脑里负责组织计划的部分就会提醒我们一天能燃烧多少热量，今天已经吃了多少，这块甜品有多少热量，健身教练都提醒过什么，等等。我们的行为克制功能会告诉我们要自我管理和克制。

我们前面提过，执行功能是一个贯穿我们一生的重要功能，也是一个人潜在成功的根基，它是一个永远可以学习、永远可以提高的技能。以下列举一些对 ADHD 孩子很适用的学习办法。

> 制作视觉上的管理工具，如时间管理表、日程表，可以一天内看无数次的备忘。家长给予书面和口头上的提醒和指导使用，以后逐步演变为孩子自己制订和习惯使用；
> 把应该完成的任务做个清单，并且预估每项任务所需的时间；
> 利用日历来管理长期的或者大型作业，将任务切割为可执行的小块；
> 工作学习的空间尽量简洁，干扰物越少越好。

值得注意的是，很多父母可能从未关注过自己的执行功能是否能够在社会行为上为孩子做表率，比如如何管理时间，排序任务清单，如何认真对待和执行大小目标等。另外，即使父母在这方面的执行功能不错，父母对孩子施加影响的前提是得有个可靠和睦的关系，有一个有爱和充满支持的家庭环境，能够为孩子安排一些培育创造性玩耍和社交联系的活动，教授孩子一些应对压力的方法，给予他们独立行动和完成任务的机会。

在我咨询的经历中，我曾经多次看到过孩子大哭，或持续哭喊的视频，这令我内心很焦急。不错，家长们应该等到孩子平静后再施以教育，也不应该在孩子哭叫时给他想要的东西，但是，家长们要想其他的方法尽快安抚孩子，暂时转移他对情绪的沉浸和关注，因为过度的悲伤、大哭，或者愤怒，对孩子的大脑是有损伤的。

我们的大脑需要成长，它更需要时时的滋养和维护，才能保证大脑内的神经回路和连接顺畅。中国有些古老的滋养大脑的方法，我虽然没有看见过科学依据，但是我发现它们也不会有什么副作用。一种方法是全身抖动，据说也是养脑的好方法。另一种方法是静坐，它可媲美高质量的睡眠，也是我最为相信的方法。静坐冥想能够给予大脑足够的休息，促进其发育。

能够理解到 ADHD 群体出现的行为和情绪问题，乃是大脑管理功能上的障碍，人们就应该知道 ADHD 儿童的表现，与他的家教、态度或者意志力无关。不是家长管束得不够，而是无论如何逼他，他在有些事情上也是无法专注、无法控制的，这和大脑内的神经线路有关。

ADHD 儿童，不但在家里令家长心力交瘁，他们在学校里，对老师的时间、精力、能力信心等方面也造成了极大的挑战。这群孩子通常破坏课堂纪律，需要老师一遍遍地给予重复指示和提出要求，老师监管他们的心弦一刻不能放松，这些令老师精疲力尽。

我们常说事情如同硬币一样，都有两面。如果我们绕过 ADHD 儿童的表现去看他们的另一面，我们对那些行为的认知和反应，可能会发生变化。比如他的破坏性行为可能源于他强烈的好奇心；他们出现的不可控制的行为可以看出他们不寻常的创造力；他们停不下来，并且意识不到自己的行为具有破坏性，可以看出他们的精力充沛；他们在课堂上捣乱，并非出自对老师或者某个同学的个人攻击，可能只是图好玩，想有些娱乐性。

ADHD 儿童在学龄期间的成长，通常十分艰难。来自于家长和老师们的反馈通常是负面的。负面反馈长期压在一个人身上，逐日累积的负面情绪会引发很多精神方面的困扰，因此形成焦虑、抑郁、对立违抗情绪等。

ADHD 儿童的行为表现，不是不能管理和掌控的，在被理解和扶持的环境中，他的表现也会很好。

我们先看看 ADHD 可能存在的特征，再分析下作为老师，我们应该如何以落地有效的方式来扶持这类学生。

（1）健忘，容易分心或者做白日梦。

（2）看上去没在听别人讲话，遵循指示时出现困难。

（3）由于沮丧或者缺乏冲动控制而容易发脾气和情绪崩溃。

（4）组织性不好，在完成任务时出现挣扎。

（5）除非活动是个人喜爱的，偏好性强，否则难以完成任务。

（6）社交技巧方面不太擅长。

（7）在安静的活动中坐不住，例如进餐时或者独立完成任务时。

（8）不能耐心等待轮到他，耐心不足。

（9）经常动来动去，烦躁不安，会摆弄随手碰到的东西。

（10）打断他人讲话，不合时宜的话会脱口而出，并且可能不太看懂他人的非语言暗示。

（11）行为前不加思考，没能预想其行为的后果。

（12）可能出现感觉输入反应过度，例如对声音、气味、味道、外观，或者只是感受方面反应过度。

（13）玩耍方式显得粗暴，会冒身体上的风险。

以上表现不是每个 ADHD 儿童都有，具体因人而异。除此以外，ADHD 儿童在情绪和社交方面可能面临如下挑战：在遵循社会规则上出现困难，使得交朋友方面变得困难。经常因情绪掌控不好或者注意力不集中而要面对很多负面反馈，会影响其自尊心和做事的动力，孩子会感到自己"坏"或者"不好"。

对待这样的特殊孩子群体，老师和家长们都需要拿出更多的耐心，给予额外的关照，以及孜孜不倦的行为培训，这些付出虽然辛苦，但是对于孩子的短期和长期成长是非常有益的。

第**3**章

如何管理情绪和不良行为

就在开始写本章的时候，我收到了来自论坛的一封私信。这位家长写道："您好，我的儿子6岁半，刚上小学，我怀疑他有对立违抗性障碍，我应该怎样确诊？"

就在我二遍改稿的上午，远程辅导了国内的一个家庭。家长问我："我孩子7岁，天天老说离家出走，这正常吗？想想我们当年，上初中高中了，就是心里想过千万遍离家出走，也不敢说出口啊。"

也就在去年，两个月内，我遇到了3个家庭咨询了类似的问题。他们的孩子都是8~10岁，都向父母提出了（有的是通过发微信，有的是面谈）"我有抑郁症。你们帮我找个医生吧"。

以上几位家长，有的是看到了孩子的情绪和行为问题，但先行给孩子贴上了一个标签，随后再寻求确诊；有的是完全不了解孩子的内心，对孩子的表达意图一头雾水；有的是自己还未意识到孩子的情绪和行为有了大变化，孩子已经自我标签为抑郁症。

有时我很唏嘘信息时代的丰富性和迷惑性。我见到过很多家长（有

走近多动症

时包括孩子自己）似乎具备了很多的专业知识，张口闭口都能说出很多专业词汇，可能自我感觉比市面上干着专业活儿却很业余的人都强，但同时，因获取的信息过于纷杂，一会儿怀疑孩子是这个病，一会儿怀疑是那个病，看什么都像，仔细看又什么都不像。面对孩子表现出来的情绪和行为问题，有时该放过的不放过，不该放过的却忽视掉了。

其实，家长遇到孩子出现问题时，还是应该寻求专业帮助、听听专业人士的解读，而不是单纯地自己"网游"寻找答案，或者直接给孩子贴标签。真正的专家在自己的专业领域内不但知识丰富，重要的是他知道知识框架内什么东西应严格遵守，什么地方有灵活操作性，他的判断能力极强。专家能够调用的经验范围也要大很多，而且他给出的建议适应性很大。

这几个案例都涉及了儿童情绪和行为的问题，所以干预之前，我们需要了解它们的本质。

1.儿童对立违抗性障碍（ODD）

儿童对立违抗性障碍（ODD）只是情绪行为问题中的一种。它的主要表现是孩子的情绪容易被激怒，容易宣泄愤怒，是学龄儿童中比较常见的一种情绪行为问题，后期发展严重会变成行为障碍。家长或者老师，应该观察孩子的情绪规律，找到情绪和行为背后的源头，争取在孩子情绪酝酿或者升级之前"降温"，或者待事后与孩子回顾，帮助孩子多维度和多角度厘清问题，找到解决令孩子困惑的问题的多种解决办法，这样他才会逐渐走上情绪自我管理的道路。

简单来说，要想解决孩子的情绪和行为问题，得先了解情绪和行为的运作原理。

214

2. 学生情绪发泄周期

俄勒冈大学的 Geoff Colvin 和 Hill Walker 最早提出了有关学生情绪发泄周期的理论。他们告诉家长或者老师，当我们看到孩子的行为问题发生的时候，已经是孩子们在情绪发泄周期中的高峰阶段了，而我们寻找行为问题的根源或者要考虑实际发生的时间，要比看到问题行为的时候早得多。

行为本身并不是不可控制的。行为都是带有功能性的，也就是说行为的发生是有原因的。孩子不会无缘无故地爆发情绪，它有一个酝酿或者铺垫的过程。它也许不仅仅是环境因素导致的，有时也是神经系统方面的问题。如果我们了解了这些，当我们看到孩子出现情绪或者行为问题的时候，我们就不会把它当作是针对个人的，或者认为孩子故意挑战权威、无理取闹。相反，我们会主动去了解孩子的行为及它背后的根源。我们不让孩子的情绪或者不良行为以"伤害后果极为严重"的形式爆发，而是在它酝酿的初期就把它代谢掉，这样既能保住孩子的自尊心，老师也能保持住教学领路人的角色，而且课堂里的教学也能够顺利进行。所以我们对待孩子的情绪或者不良行为，不是等它出现了再去控制它，而是要学会一路帮助他们管理着自己的行为。

学生情绪发泄的周期一般有七个阶段：

平静期 ——→ 触发期 ——→ 躁动期 ——→ 加速期 ——→ 高峰期 ——→
下降期 ——→ 恢复期

3. 平静期→触发期

我们这里不是指每个孩子来到学校的时候都是平静的状态，而是认为每个人一生中都会有平静期的感受，然后有一些事情触发了那个孩子，我们称之为"触发器"。"触发器"可能是学校的一些事情，比如日程安排发生了变化，学生遇到了困难的任务，或者它和学校无关，比如孩子昨晚没睡好，早上没吃早饭，来学校之前曾和父母吵过架等。如果老师们没有关注到这些"触发器"，那么孩子的行为将从烦躁期进入加速期。这个加速期可能会持续一段时间，如果这时候还没遏制住它，它会继续升级，最终行为爆发，进入高峰期。孩子发泄完情绪之后，情绪开始降级，最后是情绪恢复期。这看起来很像爬山，我们先是向上爬，然后再下山。

从这个情绪周期表可以看出，当老师开始注意到学生一些简单的躁动迹象的时候，就开始实施干预，要比后期管理一个在教室里完全失控的孩子容易得多。早期干预，孩子的情绪和行为更容易回到正轨，而不是等到他的情绪爆发后，比如有同学在身体上或者情感上受到了伤害之后再干预。

及时及早地打断学生的情绪发泄周期，让干预尽早地实施，非常重要。比如，当老师看到一个孩子正在表现出一些躁动的迹象时，可以试着引导孩子沟通或者直接安慰，比如说："我注意到你有些不安或者难过，你需要休息一下吗？或者需要我抱一下你吗？"

4. 触发期→躁动期

有些老师看到的学生行为，已经是结果行为，不仔细观察学生的情绪周期，老师们可能理解不到行为的真正原因。比如有个学生在课堂里与同学发生了冲突，这是老师看到的结果行为，但是这个学生的情绪周期可能是这样的：事情发生在数学课堂上。学生们被要求做一些题目。当老师开始布置任务的时候，这个学生已经开始烦躁，四处张望，其实他对自己没有信心，数学对他来说太难了。老师布置后，让每个学生领取一张作业卷，然后独立完成。这个学生就去拿了一张作业卷，然后在他走回自己的座位的路上，他和一位同学吵起来了，还动手打了人。

当我们回看这个情绪周期的时候，我们会发现，事情并不是出在这个孩子和同学之间产生了矛盾和冲突的时候，而是他对难以完成的数学任务感到沮丧后而开始"寻衅闹事"。所以在老师发现了这个孩子有躁动迹象的时候，可以采取一些预防策略，比如给他单独提供些帮助，给点提示，降低对他的要求，等等。

我曾经接触过的一个实际案例，是一个刚上一年级的小学生。有一节课老师要求学生跟着一起做卷子，结果整整一节课下来，他的卷子还是崭新的，因此家长怀疑孩子是不是有严重的 ADHD。我面诊了孩子之后，觉得孩子没有明显的 ADHD 症状。我问父母："那次的试卷事故只发生过一次，还是会频繁发生因注意力不集中而完不成老师规定的任务？"家长想了想说，只有一次。所以，老师和家长看到的孩子的空白卷子那一次，是孩子的结果行为，我们需要再往前追溯孩子的情绪周期是从什么时候、如何开始的。我向家长解释，ADHD孩子的精神溜号，一定是要损害到日常的功能的，不是一次的偶发行为，而且他们的专注力问题，不是一整节课都不能专注而下一节课就能够完全专注那种。ADHD 儿童的专注力，就像信号不好的手机，是一会儿强一会儿弱的，注意力集中不了几分钟后就会跑掉，也许不一会儿又能回神。

5. 躁动期→加速期

情绪的躁动阶段通常会持续很长时间，所以在躁动阶段的早期，或是躁动阶段之前，老师要采取一些策略来打破这个情绪发泄周期，不让它演变成更加严重的行为表现，比如言语和身体上对他人的攻击。

孩子在躁动阶段的表现，有可能是漫不经心、身体动作增加、眼神飘忽、参与活动的程度忽然增强或者突然抽离，这都可能是与正常的学习活动脱离的表现。

当老师们关注到某个孩子有躁动迹象的时候，不要害怕对教学计划做临时修改，有时这个修改不需要影响到整个班级。作为一名教师，应该有足够的智慧和判断能力来当机立断修改原有教案的必要部分，因为当时要面对的可不是一个孩子的问题，而是整体教学的问题。试问有多少次是因为一个孩子的破坏性行为，而导致整体教学中断？

如果孩子的情绪处于躁动期的时候，没有被及时扭转，在情绪的加速阶段，学生的行为性质会发生变化，他会更加专注地把老师引入进他的情绪战争中。具体来说，学生可能会使用各种行为来吸引老师的注意并干扰教学，比如质疑老师、开始争论、拒绝配合、搞小破坏等。有时候，学生会以乱七八糟的作业形式，或者只做一部分作业的方式来发起战争。尽管加速期的前面，情绪和问题行为已经酝酿很长时间了，但通常加速阶段是老师们首次意识到问题正在发生的时候。

6. 加速期→高峰期

当老师意识到问题发生的时候，第一场"小战斗"其实已经被学生打响了。学生开始试图激怒老师，将老师卷入战争中。如果老师这时候被激怒，那么就等于老师把学生迅速地推入了下一阶段，就是爆发期。所以，为了能够赢得整场战争，老师们有时不得不输掉一次小战斗：控制情绪，暂不处理学生带有情绪的言行，调整沟通方式，提供实际帮助，增强学生的参与感，及时给予正向回应。在学生的情绪加速期，老师为了避免情况的进一步恶化，应该放下自己的骄傲与权威，避免与学生之间发生权力斗争。

如果在情绪发泄的加速期学生的行为没有被控制住，预防问题行为的发生已经变得不可能，并且老师不得不对问题行为进行处理。学生有可能会殴打他人，伤害自己，歇斯底里地哭叫，或者破坏物品，其中任何一种行为都可能导致毁灭性的后果。此时的行为性质是响亮而爆炸性的，这个"峰值阶段"往往很短，但是它的后果通常是非常严重的，所以老师们最好防止行为升级到这个阶段。

如果行为不幸进入了爆炸阶段，老师首要的考虑是保护正在情绪发作的孩子和周围的孩子的安全，确保没有人受到伤害。老师应提前了解学校的相关规定。有些学校针对这个阶段的行为都有一个隔离的政策。他们会把孩子送到专门的办公室里等待、通知家长等，先将情绪孩子带离教室这个环境。所以这个时候又有一个问题出现了。如果这个孩子的最终目标是摆脱令他不舒服的环境，因为他们不愿意做老师布置的任务，或者不喜欢教室里正在发生的事，那么把带离教室作为惩罚措施的话，可能会无形中加强了一些非常不合适的行为。所以，任何处理措施，学校都应该谨慎操作。

7. 高峰期→下降期→恢复期

当学生走出情绪发作的高峰期后，他们可能会感到困惑和迷茫，不那么激动了。这时候有的孩子会否认承担责任或者不愿意再参与，有的还会试图责怪别人，有的会试图与他们伤害或者冒犯的人和解。总之，这个时候的学生通常会响应老师的指示，但是很可能不愿意再讨论此事。这个时候，老师们也不愿意讨论此事，因为他们害怕孩子会升级情绪。此时的老师们应该找到一种方法让"闹事"学生有尊严地摆脱困境，比如把孩子带到教室中的单独区域，布置个他有能力完成的小任务。这个简短的任务可以使孩子摆脱教室中其他孩子的注意力，也能给老师几分钟的时间带领其他孩子重新专注于课堂。一旦教室的平静恢复了，学生的行为降级了，他就进入了情绪发泄周期的最后一个阶段 —— 恢复期了，这也是老师实行重要沟通的时刻，以避免下一个周期的到来。

8. 恢复期→事件回顾

尽管学生可能避免谈论此事件，但是回顾是老师在学生情绪的恢复期需要做的很重要的一件事。因为不回顾，对于学生来说，他可能以为事情过了就没事了。回顾时的沟通方式很重要，老师相当于要做一个简短的功能评估访谈，以了解该行为为什么会发生，是什么因素做了铺垫？以及和学生敞开讨论以后应如何避免类似事故的再次发生。很多时候学生的爆发点是误以为老师攻击了他、侮辱了他，这是特别值得老师关注的点，如何能让孩子觉得沟通是支持，而不是攻击，能得到孩子真实的反馈，那将是非常重要的。完成恢复期的善后工作不容易，老师不但要应对不良行为的学生，还要应对整个班级的情感和期望，同时还要诚实地对待自己该承担的那部分错误。所有的应对目标是创建更加健康的学习环境。如果事情发展到孩子被暂时隔离或暂令停学的地步，那也是一个不容错过的教学机会。老师们可以在课堂上和同学们一起谈论发生了什么问题（作为老师，这个时候要扮演好自己的角色），可以在班级里说："我真的希望我能早些意识到，发生了 A、B、C 或 D 这些事情。现在，当他大约 1 个小时后回到教室时，我们需要表现出我们对他的支持，因为我敢肯定他会感到尴尬。而且，大家请记住我们都曾经有过类似的时刻，在这些时刻，我们说过或做过一些令我们不感到骄傲的事情。"每个老师的教学经历中都会经历至少一次在课堂中打败仗的时刻。如果这种情况反复发生，那就不是孩子的问题了，而是教学问题。

以上的论述，也适用于家庭的使用。父母要能及时关注到孩子的情绪和行为变化，然后沿着情绪周期这条线，往前探索，找出源头，在情绪周期的早期阶段就打破它，在孩子的情绪加速期前就把恶劣情绪消解掉，于孩子的自尊心和亲子关系都大有益处。我发现生活中有些父母是缺乏智慧的，他们看到孩子的情绪不好时，就以为孩子又来挑战自己的权威，于是助燃或者挑拨一下，主动发起战争。这样做的后果，可能导致孩子的性格和自我管控能力的培养朝着不良的方向发展。

9. 利用环境条件的改变来减少不良情绪和行为的发生

如果一个孩子的情绪和行为已经严重到了"病症"的阶段，除了寻求医生和心理医生的帮助之外，老师在学校里也可以针对孩子的特殊情况为他做适当的调整。借鉴以上谈论的情绪周期，我们要去往前追溯每一个孩子的情绪和行为的源头，方能制订出有效的干预和辅助的方案。

我们先举一个五年级男孩的例子，来看看在学校里，我们有哪些干预工作可以帮助到孩子自然地减少情绪和行为的发生频率和程度。这个男孩患有 ADHD 并且处于边缘性精神状态。他的具体问题行为包括早上在教室里走来走去，骚扰其他同学，下午的时候会拍打自己的手臂，嘴巴里发出怪声，还有在桌子上敲打自己的头。

根据观察以及记录下来的数据，他早上的行为主要发生在数学课上。下午的行为几乎完全发生在阅读和语言课上。这个孩子的数学技能是高出同龄人的平均水平的，但是阅读和语言能力是低于平均水平的。由此可以看出，他上午的行为可能出于数学科目的挑战性不够，他失去了参与的兴趣，精力充沛无处释放，于是走来走去，不断打扰其他同学。下午的行为则可能是出于沮丧和学习上感到困难。

针对他的情况，我们可以通过改变引发他的行为的一些环境条件来影响他的行为，比如在早晨的环境中，我们可以将他放在计算机数学课上，帮助他学习一些辅导同班同学的技巧，分配他一些帮助同学的任务。下午则在他倍感挑战的课堂里，允许他以自己擅长的方式去学习，设定个人的目标，并在他感到沮丧时提供休息的机会等。这些环境上的改变，会影响他的行为发生变化，老师再根据实时的需要，对他的环境条件进行一些可行的调整。这样做的好处之一是学生通过帮助其他同学，会赢得别人的尊重，慢慢地，他会在一些行为上与老师的期望达成共识。好处之二是他的行为中好行为的不断增多，就意味着不良行为会不断减少。

我们再举一个比较典型的情绪行为障碍的例子，一位 10 年级的男生。该男生在一个学期内被叫到校长办公室 51 次。几乎所有的科目老师都惩罚过他，将他踢出教室，让他去校长办公室里报到，而绝大多数的惩罚，都与他对老师要求他改变某个行为的不顺从以及激烈的回应有关。从这些数据和表面现象来看，这个孩子几乎无药可救。

但是我们仔细观察后发现，他从事破坏性行为以及最冲动好战的时刻，都是发生在阅读写作相关的课堂上。他的阅读水平比班级的平均水平低几个等级，而且他自述无法从事写作。当他在课堂上难以完成老师规定的任务时，他经常从事破坏课堂的行为。而当老师试图阻止他的行为或者试图重新引导他时，他就会变得很冲动好战。

我们还发现，该学生的大部分问题发生在一天的前三节课中。这些不但是学生倍感困难的课程，而且学生经常与母亲在早晨发生冲突而情绪激动地上学。甚至于，该学生因太多次被叫到校长办公室里"静坐"，我们观察到他在校长办公室似乎很舒适，心情平静地坐在那里打发时光。他坐的是办公室里最舒适的椅子，他还瞧热闹似的观看副校长如何与其他人打交道，此外，办公室的一堵墙有一扇落地窗。从那里他可以看到学校的公共空间，人来人往，他似乎很享受在校长办公室的静坐时光。

针对这种情况，我们对该学生的日程进行了重新安排。首先，每天的头一节课，从他最喜欢和信任的老师那里开始，在这堂课上他通常能够取得一些成功感和自我满足感。其次，为该学生增加一些阅读辅导课程，让他在阅读上取得更快些的进步。再次，在该学生上了令他感到困难的课程之后，我们把他安排进体育课程，这通常是他喜爱并且极为减压的课程。这种课程设置的改变，让该学生在对抗性情绪和行为方面的问题顿时大幅减少。最后，我们向学生提供了个人社交技能的培训，教授他如何回应老师的批评、意见或要求。

以上干预的效果，能够很快见效，是因为我们找到了学生情绪和问题行为的源头，从源头上帮助他解决了令他倍感困难或者不知道如何应对的实际问题，这对被认定为有情绪行为障碍的学生的行为产生了巨大的影响，说明环境变化是行为变更计划的重要方面。

总结下以上提及的两个案例：

（1）行为背后有目的，行为与环境的上下文紧密联系；

（2）老师们对学生的行为进行干预之前，应与学生之间建立起互相信任和尊重的关系；

（3）老师在了解了学生的行为和情绪的源头之后，应该尽量在学生的学习环境中寻找能够调整的因素，即使在他的日程表上稍做修改，我们都可能大大地帮助到了学生，从而减少他的不良情绪和行为表现。

参考文献

[1] BURON K D, WOLFBERG P. Learners on the Autism Spectrum[M].
Second Edition. [S.l.]:AAPC Publishing, 2014.

第**4**章

如何课堂辅助 ADHD 学生

我相信很多老师会认为，我一个班级里几十名学生，我哪有"额外"的精力来看顾几个特别调皮捣蛋的学生？我先在这里分享一些技巧，有些几乎是"举手之劳"，老师掌握了原理，可以灵活地将它们运用在每日的课堂教学和管理之中。

首先，在课堂的物理空间设置方面，针对 ADHD 学生的特性，老师们可以做如下适当的调整：

（1）把 ADHD 学生放在距离老师最近的位置上。有老师不错眼地盯着，发现学生走神了，一个简单的手势就能提醒到学生，而且最前排的干扰最少，这样能够保证老师与学生之间简单易行且有效的互动，以及辅助孩子紧跟学习任务。

（2）坐在最前排的位置，能够自动消除 ADHD 学生许多视觉上的干扰，比如其他同学的动作或者活动等。

（3）把 ADHD 学生安置在行为安静和学习努力的同学旁边。

（4）避免把 ADHD 学生安排在坐了很多同学的书桌的中间。也不能把学生安放在教室最后面，虽然减少了其对其他同学的干扰，但是同时彻底边缘化了孩子，害处很大。

（5）坐在一个地方上满一堂课，对于有些ADHD学生来说是个很大的挑战。在不影响其他同学的情况下，老师可以想些办法能够让ADHD学生时不时地站起来一下，比如安排他发放卷子，帮老师把卷子收上去，或者去办公室里帮老师拿一样东西，等等。

（6）ADHD学生忘性大，易冲动，有些简单的课堂纪律也需要老师一遍遍地提醒。老师们可以将课堂纪律、布置的作业、每天的活动安排等，以显而易见的视觉方式清晰地呈现在教室里。这有助于ADHD学生提高自我管理的能力。

（7）ADHD学生收到的负面反馈较多，老师应该给予更多的正向反馈，对于学生的良好表现或者为之付出的努力，给予及时的赞扬。

（8）对于常见的ADHD儿童课堂上爱说话的毛病，老师可以使用类似红绿灯警示的方法，用不同颜色的粘贴纸来管理学生爱说话的习惯，比如红色的粘贴纸意味着"不许说话"，黄色或者橘色的粘贴纸意味着"允许小声说话"，而绿色的粘贴纸意味着"敞开说话"。在学生掌握了这些粘贴纸的功能之后，老师可以随时将这些视觉警示贴在学生的书桌上，以达到及时提醒的目的，而无需中断自己的教学。

（9）老师在授课时，是很容易发现哪个学生走神了的。在学生走神时，老师不需要中断自己的教学，只需要走到该学生书桌旁给予一个非语言信号便可，比如前面提到的粘贴纸，比如图片提示卡，或者只是轻按下学生的肩膀，让其注意力迅速回转就好。这样做的好处是效果立竿见影，不中断教学，也不至于因批评而影响学生的自尊心（批评既无用，又干扰教学计划）。

其次，在教学的策略方面，老师们应该审查下自己课程的教学能否在学生的行为得到充分管理的情况下进行，有时候老师们需要对课程的设置和教学方法做些适当的调整。我这里介绍下适用于管理 ADHD 学生的一些比较常用的教学和学习策略，供老师们参考。

（1）教学指示要清晰简要，保证学生充分理解，容易记忆，在有限的能力范围内努力遵守。

（2）上课时可以多提问 ADHD 学生，让他们提高对上课注意听讲的警觉性，保证其积极地融入课堂教学当中。

（3）让 ADHD 学生成为老师的助手，让他增强自己在班级里的参与感、荣誉感和存在感，这能够帮助他们更好地参与进课堂教学当中来。

（4）教室里张贴清晰的日程表，甚至以图片的方式明确地列出每次休息的时间及时长，这能够帮助 ADHD 学生自我管理关注力和行为，尽量紧跟班级里的任务。在可能的情况下，允许学生有多个课间小休息。

（5）根据学生的年龄和能力，看能否利用电脑的使用来维持学生更持久的兴趣和关注力，同时增强学习的动力。

（6）在布置大作业或者大任务时，尽量将它分割成为 ADHD 学生容易管理的小块任务，并且按时提交小块任务，老师及时提供反馈。

（7）关于孩子在家里完成作业的情况，经常与家长做良好的沟通，尤其是对于孩子有效的管理策略方面，家长和老师互通有无，多场景进行辅助，取得最佳干预效果。

那么，同样地，从理解 ADHD 儿童行为的背后根源出发，家长对于儿童在家庭内的辅助，也是和老师在学校里使用的策略类似，家长可以在家庭内尝试以下安排：

（1）在孩子放学回家后和周末的时间安排上，帮助孩子制订明确的计划安排和期望。考虑到 ADHD 儿童忘性大，难以维系关注力的特点，时间安排表的时间单位可以小到 15 分钟至半小时。时间安排表上的内容要涵盖儿童生活中的种种，除了学习以外，玩耍时间、社交时间、休息时间、自由时间、运动时间、阅读时间、洗漱和上床睡觉时间、使用手机的时间等都要列入，总之越详细越全面越好。让 ADHD 儿童参照这个日程表来进行每日的活动，可以做完一项勾一项，也可以使用那种可粘贴的星星标志，让孩子每做完一项，就贴上一项。这种视觉上的计划，通常对特殊儿童很有用。这种日常的结构性很强的例行时间表，不但要求孩子要遵守，家长在监督和检查的时候也要严谨执行。这样长期训练下去，ADHD 儿童的计划和执行能力、自我管理能力，都会得到大幅的提高。

（2）与老师处理大作业和大任务的策略相同，学生的家庭作业如果老师没有帮助分割的话，家长可以在孩子写作业之前帮忙分割。把作业一项项列出，分解成小块，预估下时间（写下来），允许多个中途休息，逐一完成小任务。此时也可以只用清单的方式，孩子完成一项，勾一项。

（3）在孩子的学习区域，充分使用各种视觉上的提示，例如上面提到的日程表、家庭作业清单，还可以启用计时器、便笺纸，让孩子逐渐学会自我提醒加强关注力，保持有计划、有条理地完成作业。

（4）在孩子学习的间隙，安排多个小休息时间。根据孩子的年龄和个性，有的孩子通过静坐或者安静的活动，如听音乐，得到些休息，而有的孩子可以跟着节奏做活跃的动作，通过身体的血液循环的加快，输送大脑更多的氧分，这些都能使孩子的学习压力得到一定的缓解，精力上得到充电。

（5）孩子的学习和生活区域尽量简洁。创建一个干净整洁、干扰少的学习环境，比如背景没有电视机的声音，用窗帘遮住窗外有活动或者噪声的场景。

（6）如果时间表发生变化，比如周末某个活动取消或者变更，家长要提前跟孩子说，不要等到事情发生时才说，并且能够提前沟通好新状况下的安排及期望。

所以，ADHD 学生不是不好管理，而是需要用他容易理解和接受的方式来管理。有弹性、有灵活性的老师，能够变通地看待他的行为和表现，老师对于例行活动的安排严谨，要求清晰，教学任务和信息有清晰的步骤，有一致性，老师能够对学生行为的要求有非常清晰硬性的限制时，ADHD 学生是能够表现良好的。

ADHD 学生比其他同学更需要表扬。要知道，一般同学能够轻易做到的事情，比如安静地坐在座位上，或者说话前举手，对于 ADHD 学生来说，可能都是克服了挑战之后才能做到的事情，所以很值得老师给予及时的表扬。老师们通常过于关注对 ADHD 学生行为的反应，通常给予的反馈也是以批评和警告为主。但是针对每个个体学生的正向关注力量是很强大的，所以能够抓住学生表现良好的时刻，给予及时和经常性的表扬，对于 ADHD 学生自我管理能力的提高，效果是显著的。在 ADHD 学生出现不良行为的时候，老师应该立即给予纠正性的反馈，但是在反馈时，要基于事实，不做夸大的反应和处理。要能够心平气和、简要清晰地将学生行为的后果沟通出来。

在 ADHD 学生成长的过程中，老师、家长以及可能涉及的孩子的干预团队之间，需要保持良好的沟通。基本的态度应该是乐观、不论断、不互相指责。要能够将孩子在各种场景下的良好表现，以及有效的策略，做及时的沟通。这样的团队，才能够保证孩子持续取得短期和长期的进步。

第 **5** 章

如何制订问题行为的干预计划

我想接下来分享 Kari Dunn Buron 和 Pamela Wolfberg 在 *Learners on the Autism Spectrum* 一书中，关于儿童的问题行为做出的相关讨论[1]。虽然该书针对的目标人群是自闭症谱系障碍的人群，但是就儿童的问题行为本身而言，它适用于每一个会产生问题行为的儿童。

当儿童的某个行为成为了"问题行为"时，一套完整的干预计划通常需要以下几个步骤：

1. 定义目标（问题）行为；	4. 创建行为支持计划；
2. 收集行为信息；	5. 实施干预；
3. 整理初步建议；	6. 监督实施和效果。

1. 定义目标行为

为了家长和老师在孩子的问题行为上能够理解一致，我们需要详细清晰地对行为做出定义。我们最好不使用宽泛的语言去描述孩子的行为，比如"学生情绪不稳定"，或者"学生不遵守纪律或者有攻击性行为"等，这类描述过于宽泛模糊，有太多的诠释空间。相反，我们可以做类似这样的描述，比如"学生打人、踢人，并且拒绝老师布置给他的任务"，或者"学生有尖叫行为"。这类的描述就更加具体且简单易懂，家长和老师在理解上不会产生歧义。

在定义行为的时候，我们还需要注明该行为有没有其他形式的并发行为，比如学生打人的时候是否同时骂了脏话？抑或是在他的问题行为出现之前，学生有没有出现试图自我调节的行为或者自言自语，可作为焦虑情绪的暗示或者行为出现前的预警？这些例子是在说明，我们描述孩子的问题行为时，它应该是可观察到和可衡量的。

再有，我们在计划干预一种行为之前，应该谨慎地衡量这个行为是真的有问题还只是形成了困扰（干扰）？我们每个人对一个特定行为的容忍度是不同的。尽管有些行为，比如自虐或者攻击他人是不容置疑的问题行为，但是有些行为，比如嚼口香糖、在教室里脱鞋、有自我调节的小动作等，可能属于比较温和的问题，如果我们过度反应，可能还会使问题恶化。

另外，在描述行为的时候，我们还需要记录这个行为出现的频次、时长以及强度。还需要重点考虑这个行为是否具备长期存在的危害性。不管孩子目前的年龄如何，我们教育的终极目标是输送一个独立自主、于社会无害的成年人给这个社会，所以有些行为，即使适合目前的年龄（比如搂抱），但是它可能随着年龄的增长会变成问题行为，那么在它变成不合适行为之前，我们就要开始将这个习惯打破、修改，提早教会孩子替代行为。

2. 收集行为信息

当问题行为基本被确定下来之后，我们需要检视孩子的挑战行为与他所处环境之间的关系。这个过程也叫功能性行为评估。此时应注意两点：第一，功能性行为评估是个团队集体运作的过程。家庭和学校对孩子的行为要同等做出诚实的反馈和贡献。信息的收集应来自熟悉孩子的多人及不同场景下的观察。第二，功能性行为评估的目标是找到行为的背后原因。危机管理策略（比如惩罚或隔离）对付的是症状，比如打人、踢人、尖叫、骂人等，但是症状背后有根源，它也许是沟通系统的缺陷、健康原因、技能缺失，或不支持的环境等。也许还有更深层次的原因，这些都值得深究。具体来说，一个行为，它有前身（行为之前发生了什么），也有后续（行为之后发生了什么）。

行为的前身，通常有两种类型：慢触发和快触发。我们通常更加关注快触发因素，因为它们比较明显，且容易被发现。但是慢触发因素不解决的话，同样行为再次发生的可能性仍旧很高。

慢触发因素，也叫背景事件，例如孩子的活动表的变动、老师的变动、服用药物的变动、生病、睡眠不规律、早饭没吃、环境温度过高、与同学吵架了、校车上发生不愉快了、技能缺失，等等。可以说，儿童对于同一件事物，比如同一件任务，他在不同情况下的反应可能是不同的，这时候的触发因素不是任务本身，而是背景条件变了，有的背景条件将他的耐心和能力都磨薄了。

快触发因素指的是挑战行为出现之前的那个触发因素（如导火索），比如让学生做了一件他不喜欢的任务，特定的噪声（比如吸尘器的声音），他人的行为，喜欢的活动受到打扰，活动转换过程中，或者有人霸凌他等。

行为的后续指的是行为发生后的各种反应。孩子可能通过这个问题行为得到了他想要的东西或者成功地躲避了他不想见的，比如不想做作业。对于行为后续也要关注，因为后续是维持行为的重要条件。在干预儿童的行为过程中，我们得时常审视自己对孩子行为的反应，看看我们的反应在孩子的行为中扮演了一个什么样的角色。最终，我们需要的是站在孩子的角度去看待行为的后续（后果），比如我们吼叫了孩子，我们以为这是对他的惩罚，可他也许会觉得被吼叫是件好玩的事情。

3. 整理初步建议

这一步是根据收集到的信息来形成对学生的问题行为的原因的猜想，将问题行为发生的条件、前因、过程，以及后续串成一条线，根据这条线来制订相应的具体行为干预计划。

1997 年 O'Neill 及团队就如何挖掘儿童问题行为背后的根源，给出了一些范例问题 [2]。家长和老师们在发现学生的问题行为之后，可以参照这些问题来收集信息，展开行为原因的调查。当然，这些问题不可能覆盖所有的问题行为，具体问题还需具体分析及做必要补充。

（1）"问题行为"存在的历史。

这种行为存在多久了？家长和老师在应对这种行为的时候，发现哪些策略有效？哪些方法无效？在过去这种行为对孩子的总体影响是什么，包括学业方面？

（2）学生在什么情况下表现最好？在哪些活动或者时段表现最佳？

我们要从熟悉孩子的人那里广泛地收集信息：学生在哪些事件中、互动中、状况下，或者活动中表现最佳？如果学生在执行某个老师的指令时表现特别好，那我们找出这个老师下达指令的特点（比如语言简洁清晰），然后鼓励其他老师采用。如果学生在有体育课的学校日表现好，那么我们争取为孩子每天安排些体育活动。如果学生喜欢数学，那我们可以将数学类的活动巧妙地安排进其他活动中。

（3）学生的优势是什么？优势有无得到加强？

遗憾的是，我们对"问题"学生的教育计划常常基于他们的缺点，而不是优势，而恰恰优势应该被使用起来作为教授其他技能的基础。我们如果发现学生的问题行为之后，首先问的问题就应该是：孩子的优势和兴趣点在哪里？他喜欢做什么？他的哪门功课最出色？我们从他擅长的领域去制订他的行为干预计划，就能提升他的成就感。比如，如果他在某一课题或者领域方面的知识丰厚，那么老师可以给他 5 分钟的时间来给全班同学做个分享，或者围绕这个兴趣点做个小调研项目，让他成为同学们咨询的对象，这可以大幅度并快速地提升他的自信心。反之，如果我们忽视他的优势和兴趣，甚至不提供机会让他们去享受或者研究，他会变得更加焦虑，问题行为出现的概率更高。

（4）学生目前课程的设置情况？是否匹配他的需求？是否有机会参与有意义的活动？

我们理解学校里课程的设置受一定的标准约束，但是对于一些学生，如果他们感觉到课程没有什么相关性，他们参与的意愿就会很低。他们更加喜欢学习一些对当下生活环境或者未来生活目标有意义的内容。

（5）审视学生的日程表，看看大部分时间是否有结构性的教学？有无大块的没有规划好的自由时间？

学生的大部分问题行为都发生在结构性不强的时间里，比如体育课、午餐时间、课间、音乐课等。我们希望有行为问题的学生在校的80%的时间都有固定的规划好的教学或其他安排。

（6）学生的问题行为是否发生在特定的活动或者课堂里？学生与哪些老师相处最顺利？与哪些老师有磕碰？学生的问题行为的发生有无特定的时间段？

这些问题的答案能够帮助我们厘清学生的行为模式，以便我们看到学生潜在的需求：是否需要多一点的课间休息？哪门课需要更多的扶持？教学方法上是否需要修改？

（7）教学方法是否多样化？

与一个要求学生安静地坐着，听老师讲1小时的课这类的教学方法相比，多样化的教学，比如加入小组活动、实操练习、中间提供短暂的休息等，后者能让学生更愿意参与和关注，问题行为也会相应少些。

（8）学生行为的目的是什么？

O'Neill及团队认为学生的问题行为是有目的的，比如为了吸引关注（可不一定非得是正面的关注，负面的关注也可能满足他），为了逃离（比如难的作业或者不愿意面对的人），满足生理/感官上的需求等。如果学生的行为真的没有什么目的，那这个行为应该会自动消失或者停止。

（9）学生主要的沟通方式是什么？

学生的沟通能力与出现的问题有一定的直接关联。即使口才很好的学生，他也未必真懂得如何沟通困惑、需求，以及其他情感。我们应该观察他们在不同场景下的沟通能力，涵盖他日常所有的活动和场景。

（10）学生有无医学上的问题？是否在服药？副作用有无影响到行为？

当学生的行为突然发生重大变化时，或者孩子服用的药物在更换时，我们尤其要关注他的健康状况，药物与行为的关联，同时也要留意学生有无擅自用药或者更改剂量。

（11）学生的睡眠和饮食有无问题？营养需求是否得到满足？

当生活的基本需求出现问题时，孩子的学习和行为肯定会受到影响。这些信息应从家长那里取得。

（12）学生有无参加校外活动的机会？家里有无发生困扰学生的特别状况（比如离婚、死亡、婚姻压力、财务危机、家暴……）？

问这些问题不是因为孩子的在校行为而要去责怪家长。我们需要与家长达成共识的是，学生校外的生活品质问题会大大地影响他在学校里的表现，同样地，他在学校里的不合适行为也会被带回家。家长和老师是互相协作、互相支持的团队。

以上问题信息的收集，是一项要持续进行的任务，因为随着学生年龄的增长，他的行为会发生变化，他的环境条件等都会发生变化。

4. 创建行为支持计划

在行为支持计划里要包含正向的支持方法，而不是简单地用负面的方式来制止学生的问题行为，要在可能涉及的解决问题技能、做选择能力、控制愤怒、放松训练、自我管理、沟通，以及社交技巧方面教授学生替代技能。

正向的行为支持方法，与传统的纪律或惩罚方法不同。前者解决的是提高学生的生活品质，做长期的改变，教会学生在挑战或者压力情况下做出合适的反应，而后者只是对挑战行为做出的立即反应，属于危机管理中的短期干预方法。

正向的行为支持策略着重创建正向的学习环境，教授学生替代的行为方式。对有些学生来说，他们在困难处境时想不出除了采取问题行为之外的能解决问题的方法。我们看到的问题行为，实际是他们的"生存自救"方法，所以我们的干预工作就是通过教授他们合适的替代行为来拓宽他们可以使用的合适性行为的选项。

对于特殊学生而言，很多看上去简单的行为，都可能要特别地教授，比如与同伴互动、等待、以礼貌的方式参与对话、与别人说话时合适的物理距离、正向回应大人的问话等。在选择教授哪种合适的替代行为时，我们需要依赖在第二步骤中做的功能性行为评估，结合学生在学校、家庭、社区等不同环境中需要的技能。虽然这个教授过程会很辛苦，但是对于学生来说，长期的益处很大，非常值得。

5. 实施干预

确定好了行为支持计划之后，我们就进入第五步：实施干预。当行为支持的方向确定了之后，我们要考虑如何创建一个正向的学习环境和教授替代行为。这时候可能需要涉及从课程设置、教室管理、教学方法，以及应用行为分析方法等几个方面来实施学生的干预计划。行为问题的干预应是课程设置中的一部分。替代行为将担负起问题行为的主要功能，比如如果学生的问题行为是为了得到关注，那我们教授他的替代性行为可能是举手，那么在他们举手的时候，我们必须立即给予关注，这样替代行为才能起到和问题行为同样的功能。

教室的结构和教学方法，对于行为的改变可能是正向的，也有可能是反向的。为了创建一个正向而有效的教室和教学环境，Buron 和

Wolfberg 给出了以下建议 [1]。

（1）清晰地规划好学生的在校时间，让他们在有意义的学习和活动中忙碌着。

（2）每天和每节课的前 10 分钟都很重要，学生的注意力是被吸引，还是觉得索然无趣，基本上定了基调，所以老师们应该为开启学生活力的一天准备充足。

（3）通常有问题行为的学生的挫败感很强，老师可以特意为他们安排一些他们擅长的活动，让他得到别人的认可，获得成就感。

（4）给予学生适当的掌控权。有些学生从事问题行为是为了争夺回来部分掌控权。我们应该允许他们用合适的方式掌控自己的事务，这将有助于他的学习和参与的积极性，问题行为也会相应减少。

（5）在学习新东西或者参与新活动之前，老师可以帮助学生先彩排下让他提前知道大体内容，与他人讨论，看看示范视频等，这会帮助他适应。

（6）老师应该清晰地阐述有关课程和活动的期望值，避免因沟通不清楚而给学生带来的困惑、焦虑或者愤怒。

（7）我们要经常评估我们与学生互动的质量。诚然，有时候需要传达一些负面的反馈，比如需要修正的问题、学校的要求等，但是总体的互动中，正向反馈应该多于负面反馈。

（8）培养融洽关系。老师是否真心喜欢学生，学生心里是清楚的。我们与学生之间的关系如果融洽，就能促进彼此的信任，增强他们跟着我们学习的意愿。

（9）清晰地（必要时采用视觉演示）告诉学生学校的规定、限制、界限，并且不断地温习。这些规定在执行时要前后一致。

（10）"例行公事"通常让学生更舒服、更容易接受，这包括从早到晚，从家里到学校再回到家里的一天的安排，规划固定好，孩子更容易去遵守，但同时，我们也希望教授他们灵活地拥抱变化，但是要慢慢来，时不时地将小变化加进他们的日程表里，也可以利用视觉提示来帮助他们适应。

（11）因每个孩子的学习方式都会有所不同，所以我们要照顾到学生的学习特点（比如触觉、视觉、听觉上的倾向性），给予特殊扶持。

（12）教授他们应付日常压力的策略。自我管理是最终走向独立和自主的重要技能。这类教学比较费时费力，但是值得付出时间和耐心。

6. 监督实施和效果

很多时候制订好的行为扶持计划不见成效的主要原因是它并没有被严谨执行。它往往没有被孩子的整个扶持团队所认可并忠诚地执行，所以一项扶持计划落地之后，持续地监督团队中每个成员在各种场景下的执行情况，彼此之间的沟通，对扶持计划进行必要的修正等，都非常重要。

参考文献

[1] BURON K D, WOLFBERG P. Learners on the Autism Spectrum[M]. Second Edition. [S.l.]:AAPC Publishing, 2014.

[2] O'Neill R E, HORNER R H, ALBIN R W, et al. Functional assessment and program development for problem behavior: A practical handbook[M]. Research in Developmental Disabilities, 1997.

第 **6** 章

如何帮助孩子听从指令

ADHD 小孩不听从指令，是来自老师和父母的比较常见的反馈。在这方面，我分享下 Amanda Morin 的文章 *10 Tips to Help Your Child Follow Directions* 中的内容 [1]：

1. 请求孩子的注意

如果孩子此刻没有专注在你身上，则下达指令肯定是失败的。这时候可以要求孩子将注意力转过来，可以说："请朝我看。我需要你现在听我讲。"有些孩子在非语言的交流方面很弱，所以请他转向你看，不需要强求看着你的眼睛，或者是你移动进入到孩子的视线里，这样下一步沟通就容易些了。

2. 减少干扰

一旦引起孩子的注意后，你需要保持他的关注在你这边。如果此刻他在玩视频游戏或者背景中有打开的电视机，那么他肯定很难听进去你的话并且遵守指令。所以在发出指令之前，请尽量减少干扰。关掉电视，或者请孩子先放下他手中的游戏或书籍，确保他朝你看。另外家长在给指令的时候应该全神贯注，这也是一次很好的示范行为，而且孩子也会知道你要讲的话很重要。

3. 轻声说话

家长在和孩子沟通对方需要做的事情时，一般习惯性地会提高音量，以引起孩子的重视，但家长其实在轻声说话时能够更好地吸引孩子的注意力。传达指令时要用平静和平稳的声调。当孩子不必费心地处理家长的音调和音量时，他也许更能轻松地将注意力集中在父母所说的内容上。

4. 使用"等待时间"

这是教师们常用的方法，就是说话或者问了一个问题后停个 3~7 秒。研究表明，当孩子们有点时间"沉淀"后，他们会更好地处理对方说的话，并做出适当的回应。如果暂停后，孩子仍不遵循指令或者回答您的问题，那么就再重复刚才说的话。

5. 检查是否理解

检查是否理解和给孩子一些"等待时间"是密切相关的。可以要求孩子重复刚才的指令，或者让他用自己的话解释刚才的指令是什么。如果这个时候孩子有问题，就可以趁机再次澄清一下。

6. 直接告诉，不要问

许多父母给指令时，喜欢使用问句，比如说："请你摆下桌子好吗？"有的孩子可能会理解成他可以选择做或不做。那么这个时候家长可以直接下达指令说"请摆好桌子"，效果可能会大不同。

7. 一次只发一条指令

有学习和思维差异的年幼孩子可能会应付不了一系列的步骤同时抛过来。如果你的指令是"请摆好桌子，洗手，叫姐姐吃饭"，你的小孩可能摆好桌子后就卡住了，所以下达指令时，最好一次给一个。如果这个指令没法拆分成几个小步骤，可以尝试以一种能被孩子理解的方式将指令的内容串联起来，比如"你去楼上洗手的时候，请叫姐姐下来吃饭"。

8. 给指令编号

通过给指令的步骤编号，可以帮助孩子遵循多步骤的指令。通常，人们一次最多可以在他们的工作记忆中保留4件事。当这些步骤被连接在一起或有一种使它们更加令人难忘的方式时，孩子执行起来更容易。

可以这样发指令，如"你需要做的事情一共有3件"，或者使用词语如"开始、然后、再后和最后"，这样孩子在完成一个步骤之后，起码会记住后面还有未完成的事情。

9. 说话要准确

在计划、组织或语言方面有欠缺的孩子可能对含糊的指令反应不良好。当家长认为孩子没有遵从指令来打扫房间时，也许孩子是不清楚如何开始打扫。所以下达指令的时候，可以再明确些，比如"请把脏衣服收起来，地上的垃圾捡起来，还有把床整理好"，而不是简单的一句"请打扫房间"。

10. 使用视觉提示

有语言处理问题的孩子可能很难按照口头指示进行操作，这时叫以考虑使用视觉提示，比如，指出需要清扫的内容时，我们可以一边示范孩子如何操作，然后一边说 "请按照我摆放的方法，把桌子其他区域摆好"。

参考文献

[1] MORIN A. 10 tips to help your child follow directions [EB/OL].[2022-02-21]. https://www.understood.org/en/articles/10-tips-to-help-your-child-follow-directions.

第**7**章
沟通和行为管理策略

当孩子处于情绪升温中或者崩溃边缘时，父母 / 老师需要做出及时的语言干预，可参考以下几点注意事项：

1. 时机

在任何时刻，特别是在紧张的情况下，我们所说的话，并非总是容易或能明确地被对方接受并认可为正确。有时，我们"想说"的内容可能不得不"退后"，而改说我们"应该或需要"说的内容。例如，您可能会觉得当下解释误会是有道理的，但是在紧张的情况下可能不如直接发布一条指令，即使当时您已经意识到自己也应该为误会承担部分责任。举个小例子，当争辩或者误解处于紧张时，家长 / 老师可暂时放弃解释或者说教，而可以说："你先把这个事情完成，我一会儿过来找你讨论。"

2. 融洽 / 权威

如果您与孩子的关系一贯融洽，那说服他 / 她尝试别人可能不会尝试的事情要相对容易。同样，具有权威的人，以及一直令人信服地使用自己权威的人可以督促他人去做某些事。如果您具备这种合法权威，请明智地使用它。如果您没有，那就得先学学如何与孩子建立融洽的关系。老师与学生之间，父母与孩子之间，一个良好的关系是所有情景下良好沟通的基础。

3. 合理性

生气的人很少认为自己是没有道理的，因此，沟通的前置目标是带领他们到一个"点"，就是使他们能够理性地倾听的情景。情绪沮丧的人必须先将你视为一个讲道理的人。这里的"点"，不仅仅包括情绪平静些的孩子，还有谈话的环境、氛围等都很重要。

4. 年龄 / 认知能力

为了使一个人在口头上就可以降级另外一个人的情绪，必须有一条相互理解的路径。如果您正在干预一个 8 岁的孩子或一个心智年龄相当于 8 岁孩子的成年人 / 青少年的话，那么您说什么、怎么说和什么时候说都是至关重要的。通常，面对年龄越小或认知能力越低的人，您应该使用的字词越少越好，说话越直接越好，而且干预行动越早发生就越好，不要看着情绪继续升温而不采取行动。

5. 自我意识

"如果您不是解决问题的一方，那么您可能就是有问题的一方"。优秀的沟通者具有内省性，因为他们不断监控自己的行为如何影响了他人的行为。"全面交流"不仅需要说出您的想法，还需要履行自己说出的话。也就是说，如果您需要向情绪沮丧的人讲授尊重的道理，则必须确保您的互动方式与您传达的口头信息和降级策略是一致的。沟通者还要时时注意说话的音量、语气，以及表达方式（经常使用以"我"为开头的信息，而不是"你"）。

前面讨论的是看到孩子的情绪逐渐升温时，家长／老师可以采取的策略。接下来的内容引自 Sylvia Rockwell 的书籍 [1]，提供了干预已经表现出情绪和行为障碍的学生的有效方法。

●有计划性的忽视。

有计划性的忽视，可以最有效地消除那些以寻求注意为目的的行为，而且忽视不会将行为传播或干扰到团体的安全或者环境。永远不要携带攻击行为来配合使用忽视。可能还需要教全班学生同样忽视。对于某些学生来说，同伴的注意力比成人的注意力还要强大。

●以信号做辅助。

如果学生足够冷静到能够做出回应，素日与老师保持着积极的关系，并且没有不受控制的病理上的冲动，那么这时候老师给予非言语的信号（提醒）可能就足够帮助学生重新回转注意力。

●接近和触摸控制。

靠近一个不安的学生或将手放在他的肩膀上可以有效地以一种无威胁的方式显示支持。使用该方法时，要避免针对不适当的行为，而对他行为好转的任何举动给予正面评价。

●提升兴趣。

如果学生表现出躁动不安，请更改上课的节奏或活动，或对学生的表现进行评论，或询问与作业相关的已知的他的兴趣点。这个操作要发生在学生的分心行为之前。

●真实情感。

表达对学生的真正喜爱或赞赏之情，以帮助其恢复自制能力。

●通过幽默缓解紧张感。

如果及时和积极地使用幽默，通常可以阻止不良行为。讽刺、玩世不恭和说话带有攻击性都不是幽默的合适表达形式。

●跨栏帮助。

在学生开始躁动之前，协助他完成作业或任务中的困难部分。

●重新组合。

更改学生的座位安排或者组织小组作业，以避免特定的问题发生。以一种非惩罚性的方式，如果可能的话，以不被察觉的方式进行此操作。

●灵活变化。

如果一项活动没有成功，请尽快更改。始终有一个备份计划很重要。有时，最好从互动游戏过渡到不需要互动的 Bingo 之类的游戏。当一个团队活动显得过度刺激时，可以让他们平稳而无惩罚地完成此任务。在其他时候，提供些选择可能更有效。例如，学生可以选择通过讨论后口头来介绍信息，或者从投影仪上抄写笔记。

●直接诉求。

如果学生或小组与老师之间的关系一直是正面积极的，有时只要求问题行为及时停止就行了，不带预期或暗示的后果或奖励。这里说的就是一个人向另一个人提出的简单而直接的请求。

●平静迁移。

在不当行为发生之前，将学生从困境中物理"移除"，注意不要无意中被学生误解为在奖励他的行为。

●例行支持。

成人在考虑行为管理干预措施时经常会忽略时间点和例行程序。知道该做什么和什么时候该做，为学生的生活安排提供结构性、安全性和可预测性，而这些学生可能在生活的其他方面没有得到过这种支持。

●限制空间和工具。

与其在学生破坏物品之后拿走那些分散注意力或造成潜在损害的物品，不如从一开始就将它们放在看不见、够不着的地方。这个在学生的情绪可能升级到不必要的危险或比例增强时，尤其重要。

参考文献

[1] ROCKWELL S. Back off-cool down, try again: teaching students how to control aggressive behavior[M]. Arlington:Council for Exceptional Children, 1995.

第 8 章

相信的力量

作为一名特殊教育老师，作为一个母亲，我想在书的最后一章里谈谈"相信"。

在美国，医疗保健从业者对 ADHD 的诊断与治疗是依据美国精神病学协会《精神疾病诊断与统计手册》第五版（DSM-5）给出的指南进行的。DSM-5 将 ADHD 纳入神经发育障碍，和其他影响大脑发育相关的病症一起列入，比如自闭症、学习障碍、智力障碍、品行障碍、脑瘫、视力和听力障碍等。

然而，我对以上神经发育障碍中列举的任何病症，都不愿意称之为"病"，因为所谓的障碍，是相对于所谓的"典型"而言，而"典型"的定义，是人给出的定义，是指一般人群以"正常"的方式来思考、感知及行动。然而我们知道，即使在所谓的"正常人"群体中，也没有一模一样的人，每个人的思考方式和学习方式都是不同的，而且个体与个体之间的差异也可能很大，所以我不认为 ADHD 是病，也不愿意使用"不正常"这个词来评价不同。我们可以说某个人"不寻常"，但不该说"不正常"。

每当有人问我："ADHD 能治好吗？"我会回答："治不好"。但是我会反问一句："你觉得治好的标准是什么呢？"

我记得多年前，在我还没有接触特殊教育之前，一个闺中密友告诉我，她的儿子太多动了，老师让看病。医院建议要么选择吃药，要么选择物理疗法。我问她物理疗法是什么，她说是电击。那时候我不具备 ADHD 系统理论，但是已经为人母几年，我反问了她一句："孩子接受电击，最大的受益者是谁呢？"无疑，是家长和老师，因为孩子老实了，容易管了。

现在的我，不会盲目地做论断，但这确实是我常问自己的问题："ADHD 治好的标准是什么呢？"

值得再次强调的是，ADHD 药物的使用不是为了治疗，对于 ADHD 的孩子，它就像一副近视眼镜戴在了近视者的眼睛上，服对了药物和剂量，孩子的行为表现就会立即好很多，甚至像变了一个孩子似的，但是一旦停药，孩子立即恢复原样，原有的问题一点都不会减少。与近视眼镜有一点不同的是，ADHD 药物有副作用，虽然对不同孩子副作用的表现不一样。

我挑战了 ADHD 干预的标准，不是为了说明 ADHD 不需要干预，相反，我们需要干预，毕竟这个神经发育差异给孩子、家庭以及学校带来的负面影响无时无刻存在，但是干预方案的制订，其出发点应该是孩子教育的中长期目标，甚至终极目标。

教育的终极目标是什么？是为了给社会输出一个有独立经济产出能力并对社会无害的成年人。我们对于 ADHD 儿童的干预策略和方向，应该朝着这个方向来制订。

ADHD 儿童，一般在学龄前被人认为是个淘气的孩子，多动好动。

注意力缺陷方面的症状，一般是进入了小学之后被老师发现。他们上课不注意听讲，小动作多，干扰课堂纪律，招惹其他同学，不听从指令和指挥，做事情丢三落四，时而还会冲动，在言语和行为上与其他同学发生冲突。除此以外，他显得比其他同学幼稚，8 岁的小男孩，感觉还是五六岁时的样子。

没错，ADHD 儿童在执行功能上的发育，比起典型神经发育的同龄人来说，确实迟缓了 30% 左右。

有些人先天的执行功能比较弱，不仅仅是 ADHD 人群。ADHD 通常被认为是孩子的执行功能发育上的异常，他们在行为克制、注意力维持、情绪的自我管理、自我监督、工作记忆，还有组织、计划、优先排序等方面都有困难。

我曾经采访过一个 55 岁的美国人，他是位优秀的企业家。他是成年后随着 ADHD 相关知识的普及，才知道自己是年幼时漏诊的 ADHD 患者。他的父母仍旧健在，但是他几乎不与他们来往。据他自己说，年幼时父母对他极其苛责，因为他好动，话多，尤其是在不合适的场合说不合时宜的话，常常令父母感觉没有面子。他对父母的信仰嗤之以鼻，他说每个周日去教堂听到的都是父母对他的训斥，因为他在人群中常常惹祸，这令他至今反感信仰。

他很健谈，是那种侃侃而谈完全不顾及对方的感受或者参与度的那种。他知道自己的最大问题，就是对兴趣爱好的持久度。他一度喜欢玩枪，不惜冒着触犯法律的风险，从外州带着未登记的枪支回家，曾经一度，他每个周末都在朋友的后院里练习枪法。后来，他开始玩跑车，不顾医生的劝诫。他当时的身体条件已经不适合开跑车，他的身高有 1.9 米，体重 90 多千克，膝关节严重受损，还有心脏病，但是他觉得不玩跑车生活毫无乐趣，很可能会更早丧命。他更加担心的是如果哪天突然厌弃跑车了，他会经历一段难熬的时光去寻找下一个感兴趣的项目，未找到之前，他生不如死。

我们别看 ADHD 小孩在课堂里坐不住 5 分钟，但是他一旦遇到喜欢的事情，比如玩游戏、堆积木，他可以坐定几个小时。他只是对于枯燥的事情无法专注，这不是他的意志力或者态度的问题，这是大脑神经差异问题，你拿着枪指着他的太阳穴也无法使他专注于不感兴趣的事物。

ADHD 小孩在生活上不太有条理，他的东西常是乱糟糟的，干事情也是拖拖拉拉，睡觉前想东想西。有些 ADHD 孩子的睡眠质量很差，以致早上睡不醒，不愿意起床。

ADHD 孩子的学习成绩，多数会受到影响。有些年龄大些的孩子在写作上会出现困难。他往往不是没有想法，反而是想法太多，无从梳理和下笔。

ADHD 人群的记忆力比较有特点。他们一般短期记忆比较差，可能几分钟前发生的事情，他转头就忘了，但是隔了几天，又突然记起来了。ADHD 人群的长期记忆有时令人惊诧。我们见过很多 ADHD 成人的实例，他们可以完整准确地背诵小时候读过的大段的东西，有的人能记住 200 首歌的歌词。

ADHD 孩子一生中最艰难的岁月是学龄期间。绝大部分的孩子在小学时期症状就凸显了，但是也有的孩子，因为家长管理得细致，一切为其安排，直到高中后症状才突显。大部分的孩子到了初中之后，由于他得自己安排一些活动，所有学科都得学，他的专注力问题，连带着组织计划能力上的弱势，会使得他面临的挑战更大。

当 ADHD 孩子顺利上大学后；当他不用学习全科之后；当他对

走近多动症

自身的挑战有足够的了解，并且拥有了一些应对的技能之后，他的日子会好过很多。如果将来能够找到一份感兴趣并且擅长的工作，不擅长的部分有其他人去做，那他的先天优势会帮助他在工作上取得一番成就。

常有家长问我："现在怎么有问题的孩子这么多？我们上学那会儿没听说这么多毛病啊？"其实我们回顾下自己的求学阶段，一些好动的、情绪不稳定的、学习不好的孩子，不是一直存在吗？只不过，我们那时候没有现在的诊断手段和科学数据，其实80%的学习不好的学生，可能会有ADHD或者阅读障碍症相关的问题。

但我一直坚信，上帝为你关闭一扇门的同时，定会为你打开一扇窗。从大脑科学角度讲，一个智商正常的人，大脑内的神经线路有差异，带来了一些问题的同时，可能也打开了另外一幅所谓典型人群看不到的画面。ADHD人群，在我的眼里如同"精灵族"，他们常有创造力、想象力、激情、冒险精神等，他们的激情与能量产生的速度很快，能达到的水平很高，这会导致他们在一定的工作岗位上享有先天的优势。所以，ADHD孩子的家长们对ADHD儿童的干预，除了不断地教授孩子如何逐步提高自我行为管理的能力，冲动情绪的控制，提高执行功能中的各项微小技能之外，还应竭尽全力地帮助孩子快乐健康地"蒙混"至成年，而不是在他们成长的半途中，以各种指责和苛刻他们"正常"起来，这不但会打压他们的自信心，在精神上也会对他们造成长期的损害。

我前不久咨询的一个家庭。小女孩今年刚上小学两个月就被老师"拎"出来，是班级里最不守规矩最好动的孩子，老师几乎每天都要找家长反映孩子的问题。小女孩的爸爸说孩子这两个月受到的内心打击不小，但是幸亏在上学前家里一直培育得自信心很饱满，所以暂时还没看到孩子有自信心受挫的表现。

我和孩子的父母分享了自信心的重要性，以及时刻关注孩子的心理健康及应对的策略。千万别让孩子的自信心被不断累积的负面经历所摧毁。ADHD 儿童在成长过程中，属于不讨喜的一群，他们捣乱、不听话、不长记性，所以一路成长下来，受到的指责多于同龄人，自尊心和自信心都会逐渐受挫，这也是 ADHD 群体会共患一些精神健康问题的主要根源。儿童早期和青少年时期的自信心不足，会影响他未来的人际关系，而负面的人际关系等同于负面的情绪世界，会加强他对世界的负面感受和认知。缺乏自信心，也自然会导致缺乏直面人生的勇气和底气。

我们在教育中遇到的很多情绪行为障碍的案例，背后都有孩子自信心缺乏的因素在作祟。曾经有过这样一个教育案例：男生 A 在校园里总是霸凌男生 B，学校几乎天天找家长，用学校纪律施以各种惩罚，但是效果不好，男生 A 的霸凌行为还是变换着方式持续着。

有一天，教导主任发现男生 A 将操场边缘的球踢回给正在球场里拿着球袋捡球的男生 B，教导主任在走廊里遇到 A 时说："我刚才看到你把球踢回给 B，你帮助人的时候，真帅。"A 愣了下，没说话，教导主任又说："哦，对了，我一会儿给你妈妈打个电话，告诉她你在学校里帮助别人的事情，她一定很开心。"

从此，男生 A 竟然没再欺负过 B。

我们通常认为诸如男生 B 这样的被霸凌者，才存在着自信心不足的问题，其实不然，A 的霸凌行为，也是他的自信心不足的表现。如果 B 的自信心足够，遇到校园霸凌发生在自己身上，即使身材矮小，也应该挺直腰杆，面对着霸凌者，一字一句地表明自己不接受霸凌的态度："请尊重我。我不接受霸凌。"当然，除此以外，孩子还应该寻求老师、家长，以及其他同学的帮助。总之霸凌和被霸凌，如同家暴一样，要么是零次，要么是无数次，它不会自然消失。然而这个不是我这次想讨论的重点。

重点是诸如 A 这样的男生，即使身高体壮，霸凌也同样是他的自信心不足的表现。当发生了令霸凌者不悦的事情时，他采取的是压制别人和嘲弄别人的手段，这是他转移自身问题的表现。霸凌者通常易怒，也可能曾是被霸凌的牺牲品，一般称为"霸凌循环"。在学校里，霸凌者的社交圈子反而狭窄，内心感受到的是被多数的同伴所排斥，他们的社交焦虑反而更强，这是不易被发现的事实。

所以教导主任突然开始正向肯定 A 的行为，并谈及要分享给他的妈妈时，孩子的负能量循环开始逆转了，他的自信心不再是往下行的趋势，谁不喜欢被别人肯定和认可呢？

我个人很喜欢的 Rick Lavoie 教授，他曾用"扑克筹码"[1]来形容孩子的自尊心和自信心的问题。他说孩子周围的所有人，包括家长、兄弟姊妹、老师、校车司机、邻居等，每天都在扮演着给予或者掠夺孩子筹码的角色。这样举例子吧，有的父母把恶劣的工作情绪带回家，因孩子的一件小事就大发雷霆，他可能一下子就抽掉了孩子的 5 万筹码。父母随后反省自己，向孩子道歉（有很多还不道歉的），顶多返回了孩子 5000 筹码。那么，这样一来一回，孩子的筹码被抽掉了 4.5 万。

再举个例子，妈妈在家里刚刚赞扬过孩子的一个行为，给孩子增加了 1 万筹码，可孩子到了学校后，老师的一声斥责"你怎么这么笨"，孩子的 2 万筹码又给抽掉了。这样一来一回，孩子又输掉了 1 万筹码。

等孩子长到 18 岁，步入社会的时候，他的手中有多少筹码，甚至有没有负债累累，基本就确定了他们应对生活的底气。底气不一样，他们面对生活给予的机会时，选择也会不一样。有的孩子输得起，他敢于尝试，不怕输，跌倒了就会迅速爬起；而有的孩子输不起，做事畏手畏脚，或者莽撞冲动。

所以家长要了解孩子整体的精神健康状态的话，可以在孩子每天上床后入睡前的时候，心平气和地和孩子沟通，了解孩子一天"征战"下来，筹码是增加了，还是减少了？如果减少的话，家长不但要自省，检验自己的情绪和言行有无不当之处，也要积极地帮助孩子寻找应对学校生活的方法。

需要提及的是，不是所有的赞扬都会给孩子增加筹码。赞扬要基于具体的行为，而不是泛滥的"你好棒"。赞扬也要重过程轻结果，重小行为和小细节。过多的赞美只会令赞美失去可信度。那么有的家长问："孩子很气人，我实在找不出有什么可以赞美他的。"我记得Lavoie教授曾经讲过一个例子（也许不是他说的，我具体记不清了）：每个孩子身上总能够找到优点，如果你发现孩子动手能力比较强，他会拧螺丝，那你就隔三岔五地把家里的螺丝弄松，然后请孩子帮忙拧螺丝。基于类似具体行为的赞美，是给孩子增加筹码的契机。有关青春期叛逆，我个人的观点是如果孩子的筹码一直是满满的，和父母的沟通基础是良好平和的，孩子青春期特别激烈的叛逆行为应该能够避免。

每个孩子都是独一无二的，但是作为特殊教育工作者，我必须承认，父母有时拿到的牌，的确更加耗人心力，但是如何把无法更换的牌打好？这是家长们需要思考和时时调整思维和心态的关键点。

我认识一位妈妈，她是初中文化程度，身体不太好，生了孩子以后也没再出去工作。她的儿子学习成绩不好，于是她就像很多父母那样，给孩子报了各种课后辅导班。她告诉我补习英语的时候，她也坐在课堂里，跟着老师学，因为她得先学会，这样才能回到家里后继续辅导孩子。我当时看着她那张焦虑憔悴的脸，感到既震惊又无奈。

我同意父母的参与程度是影响孩子学习好坏的关键因素，但是父母的参与方法可不是这样的，更不是我们通常在小视频里见到的那些歇斯底里、气得心脏病发作的家长们。那父母的参与方式应该是什么样的呢？

首先，家长们问问自己：家庭环境里是否充满了鼓励孩子学习的气氛？家里有几个书桌？父母自己喜欢学习并看书吗？家里的摆放井井有条吗？父母提供的学习材料及设施是有助于激发孩子的好奇心还是分散他的注意力呢？家里的整体情绪气氛是焦躁还是平和呢？

其次，孩子的日常例行安排。孩子大多数学科的表现都会与他的阅读能力相关，而阅读习惯的培养，可以从非常早时就开始，甚至有研究建议从胎儿出生前的 10 周开始（我们通常说的胎教）。从孩子小的时候，父母就应培养睡前阅读故事的习惯，随着孩子年龄的增长，这个阅读方式可以慢慢过渡到一起阅读，直至独立阅读。

除了阅读常规之外，还应培养孩子生活习惯中的种种常规，比如平衡的饮食、正常的作息、充足的身体锻炼、适当参与家务等。在孩子早期接触电子产品的时候，家长就应该沟通好孩子使用电子产品的诸多注意事项，比如哪些是可以接触的电子产品内容，哪些严令禁止，以及每日使用屏幕的时间，等等。关于电子产品的使用问题，本书 ADHD 亲子关系篇第 4 章有详细的讨论，

然后，锻炼孩子的计划性和组织性。从教孩子如何规划做作业的时间，如何使用课本，如何记笔记，到如何准备考试等。孩子一旦掌握了自我约束和时间管理的技巧后，学习就会逐渐成为一件他个人的事情。孩子只有享受到了独立学习的乐趣，才会将这个好习惯伴随一

生，而不像如今的某些大学生，一旦离开了父母，离开了事无巨细的管束，便不再喜爱学习，甚至生活态度都变得颓废。

最后，亲子关系 / 父母和老师的关系。孩子不是教大的，也不是吓大的，孩子是靠模仿长大的。父母首先要懂得言传身教，比如要教孩子沟通，那么自己先学会好好说话。父母的影响需要建立在一个良好的有尊重与信任的亲子关系的基础上。关系好了，凡事好沟通；关系不好，小沟通都会变成大吵架。父母与老师的关系也非常重要。一个老师同时要面对的是多个孩子，然而父母要面对的是单个孩子，所以父母应该主动与老师建立起顺畅的沟通关系，及时讨论观察到的问题，及时表达对老师辛勤付出的谢意，这样我们才能保证孩子每日生活的环境，无论家里，还是学校里，都在我们的视线观察范围之内，而一个融洽的充满正向鼓励的环境，无疑就是孩子最佳的学习环境了。

抚养孩子是一件非常艰苦的长期无中断的任务，它没有清晰的规则，没有公式可循，没有回头路可走，还无法当逃兵。我在从事特殊教育之前，曾在普华永道工作过若干年，那时候也正是抚养两个年幼孩子的关键阶段。当有人问我在"四大"工作累不累啊？我常常回答："不累，我是做二休五"，因为每逢星期一，两个娃上幼儿园或者上学，而我上班的时候，我会觉得刚刚过去的那个周末所承受的累，终于可以利用五天的"工作日时光"来缓解了，而且，在下一个周末到来之前，孩子们又可以悄然长大 5 天了。如今，他们长大了，我却很怀念他们小时候的时光。

参考文献

[1] LAVOIE R. When the chips are down: behavior management strategies for the child with LD[EB/OL]. [2022-02-23]. https://www.ricklavoie.com/chipsdown.html.

|后记|

　　这本书写到这里，我意犹未尽，觉得肯定漏掉了一些值得分享的知识点，然后又说服自己留点遗憾和空间吧，这样才能使自己保持前进的动力和乐趣。

　　我的工作，使得我每天的工作对象，都是有各样特殊儿童的家庭。我比特殊教育领域外的人，更加能够理解这些家庭的感受，但是我还是要承认自己永远无法感同身受。在此，我愿意引用艾米丽·佩尔·金斯利（Emily Perl Kingsley），一位无上光荣的母亲和伟大的女性，的一篇短文，来结束我的这次写作。Kingsley 女士特别准许了我对这篇短文的转载和翻译，并且认可了这本书的重大意义：

欢迎来到荷兰

作者： Emily Perl Kingsley

Copyright©1987 by Emily Perl Kingsley.

All rights reserved.

（作者已许可转载及翻译）

我经常被问询来描述一下抚养一名障碍儿童的经历，帮助那些没有这种独特经历的人们去理解它，想象它的感受。那这么比喻吧……

当您打算要生一个孩子的时候，就像计划一次美妙的假期旅行——去意大利。您购买了一堆指南，并制定了精彩的计划：竞技场、米开朗基罗的大卫、威尼斯的小船。您可能还会学几句简单的意大利语。这一切令人兴奋。

经过几个月的热切期盼，这一天终于来到了。您收拾好了行李，然后离开。几个小时后，飞机降落。空姐进来说："欢迎来到荷兰。"

"荷兰？！"您说。"这是什么意思，荷兰？我报名的是意大利！我应该在意大利。我一生都梦想着去意大利。"

但是飞行计划改变了，已经降落在荷兰，您必须留下。

重要的是，他们没有把您带到一个充满瘟疫、饥荒和疾病的可怕的、令人作呕的和肮脏的地方。这只是一个不同的地方。

因此，您必须出去购买新的旅游指南，而且必须学习一门全新的语言。您还将遇到一群从未见过的人。

它只是一个不同的地方。它的节奏比意大利慢，没意大利闪亮。但是当您在那里呆了一阵儿并且屏住呼吸之后，环顾四周……您开始注意到荷兰有风车，荷兰有郁金香，荷兰甚至有伦勃朗。

但是，您认识的每个人都在忙于从意大利来回地旅行……他们都在吹嘘他们在意大利度过的美好时光。在您的余生中，您会说："是的，那是我应该去的地方，那是我的计划。"

这种痛苦永远也不会消失，因为失去梦想是非常非常重大的损失。

但是，如果您一生都在哀悼自己没有去意大利这一事实，那么您可能永远无法享受到关于荷兰的非常特别、非常可爱的东西。

我无法同意更多。欢迎家长们来到 ADHD 的世界。

参考文献

[1] KINGSLEY E P. Welcome to Holland[EB/OL]. [2022-03-01]https://www.emilyperlkingsley.com/welcome-to-holland.

索引

肠道 95，97，98，99，100，178，

冲动控制 16，40，81，82，165，183，205，211

抽动症 39，188

粗心 6，8，25，27，28，33，38，71，87，135，141，173

D

DSM-5（《精神疾病诊断与统计手册》第五版）7，8，88，250

电子游戏 33，124，147，148，149，150

对立违抗性障碍 23，39，129，211，213，214

多动冲动 7~9，12，31，37，72，88，173，187

E

额叶 17，80，169，208

儿童发育评估 11

F

发病率 8，31，76，77，78，93，163，177

反社会人格障碍 40

负面评价（负面反馈）21，23，77，80，167，195，211，212，
    226，239

G

干预 9，17，18，20，21，23，24，40，41，42，44，59，60，63，
    78，80，90，91，99，100，105，106，112，115，117，
    124，131，133，137，139，149，157，159，161，163，
    165，167，168，169，170，173~176，179~181，214，
    216，221，223，227，230~235，238，245~247，249，251，
    254